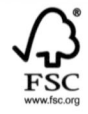

A Andrew Taylor Still, padre de la osteopatía.

A Marie Guyon, que me hizo «sentir» el baile de La Vida por primera vez y me acompañó en mis primeros pasos.

A Denis, que supo encontrar las palabras sencillas para hacerme entender lo que me parecía tan complicado. Gracias a él descubrí la importancia del Pericardio.

A Claude por su ayuda, respeto y apoyo en mi camino, sembrado de dificultades y aligerado por su gran generosidad.

A Marta, mi maestra más dura y mi ayuda más incondicional.

A Oriol, Marc y Nina, mis profesores de Vida, por su amor y su paciencia por soportar una madre poco normal.

A Davor, por sus dibujos y apoyo.

A Gloria, Aitor y Miren, mis hermanos de corazón.

Gracias a la Vida, que me ha dado tanto
Me dió el corazón, que agita su marco
Cuando miro al bueno tan lejos del malo
Cuando miro el fruto del cerebro humano
Cuando miro el fondo de tus ojos claros.

Violeta Parra

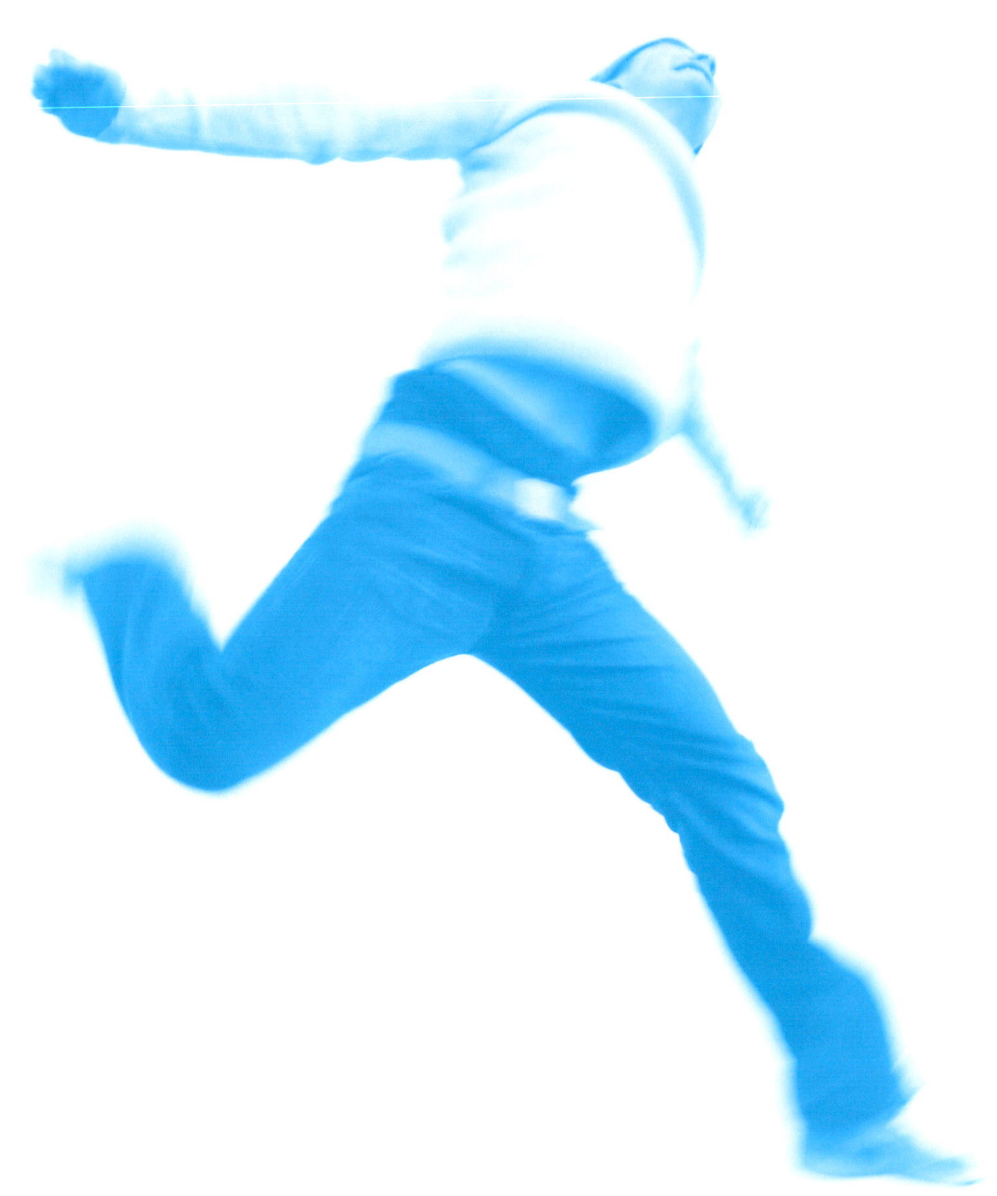

¡Viva el Pericardio Libre !

¡Viva la vida!

Montserrat Gascón

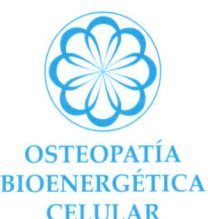

**OSTEOPATÍA
BIOENERGÉTICA
CELULAR**

Diseño gráfico: Oriol Martínez Gascón

Introducción

A menudo hablamos de la vida, de las cosas de LA VIDA, de nuestra vida y sobre todo de la vida de los demás.

A veces nos quejamos: la vida es dura, la vida es injusta, la vida es triste.

Otras veces la vida es bella, llena de sorpresas, de regalos.

La hacemos responsable de todas nuestras desgracias. Es la causa de todo lo que nos ocurre. Encontrar un culpable es mucho más fácil que questionarse de verdad:

-¿que estoy haciendo con mi vida?
-¿qué he venido a hacer a este mundo?
-¿cuál es mi misión en la vida?
-¿cómo dirijo mi vida?

Mientras encuentre un culpable, mientras siga permaneciendo en la ignorancia… ¡no puedo hacer nada !

Cuando me cuestiono de verdad, cuando abro mi conciencia, entonces ahí asumo la responsabilidad de lo que me pasa, y esto no siempre es fácil.

Se terminaron la tranquilidad y la comodidad, empieza el camino hacia el despertar de la plenitud.

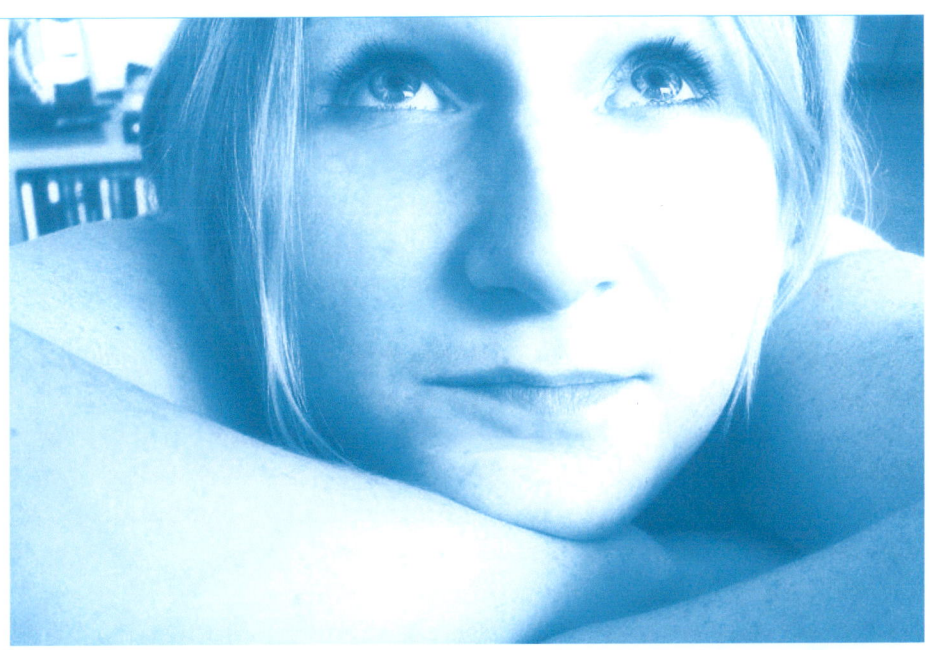

LA IGNORANCIA ME DA TRANQUILIDAD
YA QUE ME QUITA LA RESPONSABILIDAD.

En realidad hablamos de LA VIDA, escribimos sobre ella, pensamos en ella pero nos cuesta mucho sentirla o más bien volver a sentirla.

He tenido el inmenso privilegio de encontrar personas en mi camino... de vida, que me han enseñado a sentirla con mis manos, con mis sentidos, con mi corazón, y no pasa un día en que no les agradezca este regalo precioso que me hicieron descubrir, o redescubrir, pues las posibilidades las tenemos todos a nuestro alcance aunque muchas veces estén dormidas.

En este libro comparto mis experiencias con LA VIDA de forma clara y sencilla, para despertar en vosotros el deseo de zambulliros en ella. Pues todo lo que yo pueda escribir no tiene ningún valor si vosotros mismos no la experimentáis.

LA VIDA es pura emoción, y una emoción hay que vivirla, sentirla vibrar en uno mismo para experimentar su esencia.

Os puedo describir con mil palabras el sabor de un mango, pero hasta que no lo hayáis probado no lo podréis apreciar de verdad y volver a reconocerlo cuando probéis otro, y después con la experiencia poder diferenciarlo de otros mangos.

Antes de empezar a hablaros de La VIDA, voy a contaros resumidamente la mía, y así permitiros comprender mejor quién soy y saber un poco de donde vengo.

Me llamo Montserrat. Normalmente debería haberme llamado Magdalena como mi abuela que era también mi madrina. Pero mi padre decidió que no y me alegro que así fuera. Soy la mayor de diez hermanos, actualmente de ocho, nacida un domingo de Mayo de 1953.

Primero quise ser maestra: acostumbrada a ocuparme de mis hermanos en casa, suponía que era una ventaja para mí en este campo. Hice los estudios en la Escuela Normal de Barcelona. Pero cuando me dí cuenta de la poca autoridad que tenía con los alumnos en clase, me dije que eso no era para mí; tenía que encontrar otra cosa.

Ser enfermera me gustaba y lo que me gustó más es que tenía que estar interna en la Escuela de Enfermeras.Esto fue una buena manera de salir de casa y escaparme de las responsabilidades de hermana mayor, papel que empezaba a pesarme seriamente. Tenía deseos de libertad e irme a Barcelona, aunque fuera a un internado, representaba ya un gran paso... Confieso que esto tuvo una gran influencia en la elección de mi vocación.

Después de mis estudios trabajé como enfermera en el servicio de urgencias del hospital de Vall d'Hebron, un gran centro hospitalario de Barcelona.

Rápidamente me di cuenta de los limites de la medicina que se practicaba en el hospital. Eso me sublevó. En definitiva, era la medicina de las enfermedades, no de los enfermos, y en mi entorno, nadie se preocupaba de LA SALUD.

Decidí ser médico para ver las cosas de otra manera; para comprender lo que era LA SALUD.

Cuando cursaba cuarto año de medicina y después de un divorcio especialmente doloroso, dejé mi país, mis estudios, mis amigos, mi familia, y me fuí con mi hijo de solo tres años, lejos de todo y de todos, para vivir en PAZ.

Así fué como me encontré con 25 años en Africa, sola con mi hijo Oriol, sin dinero, con la rabia en el corazón y la paz en el alma.

No fué un camino fácil, pero sí fue rico en experiencias. La más fuerte fué la de conectar con mi fuerza interior, la de descubrir el poder de mi voluntad para avanzar con firmeza en los momentos más difíciles.

Descubrí que el estado de salud de mi hijo estaba directamente relacionado con mi estado emocional. Cuando aún estábamos juntos con su padre, mientras vivíamos en este ambiente de discusiones, peleas e incluso de violencia física, Oriol estaba siempre enfermo (neumonías, fiebres, diarreas perpetuas)... Desde que nos marchamos, incluso atravesando situaciones dramáticas, cambió totalmente: ¡se acabaron las diarreas, las fiebres, incluso los pañales para dormir!

Todo esto me confirmaba lo que yo ya sospechaba de antemano:
¡El estrés emocional es el que nos pone enfermos!

En Africa conocí otras maneras de curar y también la miseria en todos los ámbitos, sobre todo en los hospitales donde no había casi de nada.
Pedía al cielo para que mi hijo no se enfermara. Cuando ocurrió, mi actitud fue determinante para nuestra sanación.

Yo no podía permitirme estar enferma, ni por mí ni por él ya que la situación médica, tal y como yo la entendía en aquel entonces, era tan desesperada que el remedio habría sido, de cualquier manera, peor que la enfermedad. Cuando teníamos fiebre, diarrea, dolor de vientre, nos quedábamos en la cama los dos cantando y riendo, esperando que el mal pasara. Y pasaba…
Después de vivir en Argelia, Túnez y Mali, LA VIDA me llevó a Venezuela, donde tuve mi segundo hijo, Marc. A los tres años casi se muere "gracias" a una serie de vacunas "obligatorias" que le provocaron una laringitis estridulosa grave, que necesitó diez días de hospitalización en cuidados intensivos.
He dicho "gracias" a las vacunas, ya que ciertamente es gracias a ellas que descubrí la homeopatía y las medicinas naturales. Fué el principio de otra forma de ver la enfermedad y sobre todo LA SALUD. De todas maneras, el impacto emocional y sus repercusiones sobre nuestra salud me seguían intrigando.
Fué entonces cuando leí un libro de morfosicología y me entusiasmó tanto que decidí formarme como profesora, en París con Carleen Binet, miembro de la Sociedad Francesa de Morfosicología del Dr. Louis Corman. Ese fue mi primer encuentro consciente con LA VIDA. Descubrí de qué manera esta "fuerza" modela nuestro cuerpo y sobretodo nuestra cara, según su expansión o su retracción en el interior de nuestro cuerpo.
Pero mi verdadero encuentro con LA VIDA fué cuando nació mi hija Nina, en Dijon. Después de un parto muy largo y difícil nació con un "pie torcido". Fuí a ver una osteópata. Cuando ví trabajar a Marie Guyon con mi hija, con tanto amor, respeto, concentración, casi sin tocarla, sin manipular su pie… Me quedé maravillada. Después de 20 años de experiencia en los hospitales, era la primera vez que veía a alguien tratar con tanta ternura y devoción.

lo tuve claro ¡yo sería OSTEÓPATA !

¡Seis años de estudios más! Si, cuando uno quiere algo de verdad, el tiempo no cuenta…

Durante mis estudios me di cuenta que desgraciadamente, lo que tanto me había maravillado con Marie ya no se aprendía en las escuelas. Ella me enseñó a SENTIR LA VIDA, y no pasa un día en que no le agradezca este regalo. A partir de aquí la práctica cotidiana me ha ido abriendo los sentidos y desarrollando la intuición.

Otros grandes profesores, desconocidos por las universidades fueron mis hijos; mis verdaderos maestros de LA VIDA.

Oriol me ha enseñado a escuchar mi corazón, a ir al fondo de mis deseos profundos y a sostener con valentía mis opiniones a pesar de las dificultades y la soledad. Con él desarrollé la voluntad, así como el desapego de todo lo material.

No teníamos nada y no nos faltaba de nada ya que estábamos juntos. Éramos felices sencillamente.

Marc me enseñó la ternura, la dulzura. «Gracias» a sus enfermedades descubrí otra forma de curar. Trabajaba como enfermera en los hospitales o en las clínicas, y no conocía otra cosa que la medicina "oficial". Su grave reacción post vacunal me permitió ver el sistema de «salud» bajo otro prisma, e integrar verdaderamente el dicho popular «que no sea peor el remedio que la enfermedad»; Así fue como descubrí la homeopatía y las medicinas naturales.

Nina me aportó la claridad, pues con ella no se pueden hacer trampas. Fue ella quien me puso en contacto con la osteopatía y me empujó a seguir mi camino. Es la luz.

Y **Marta**, mi hermana pequeña, de veinte años menor que yo:
Ella ha sido el maestro más duro que me ha sido enviado hasta el momento.

Marta sufría de convulsiones epilépticas desde la edad de dos años. Los médicos le habían diagnosticado una enfermedad rara, degenerativa, incurable, con una esperanza de vida que se terminaba en la adolescencia. Marta nació después de marcharme de casa y no había tenido mucho contacto diario con ella. Durante su infancia yo continuaba mis periplos por Africa, Venezuela, Francia, La Martinica…

Un verano, cuando vivía en Dijon con Claude, el padre de Nina, y con mis dos hijos fuimos a pasar las vacaciones a Barcelona y a visitar la familia, como casi todos los años. Esta vez Marta no iba bien, o quizás era la primera vez que me dí verdaderamente cuenta de su estado.

Tomaba seis medicamentos distintos por día para sus convulsiones, sin contar los otros para paliar los efectos secundarios: antibióticos, inhaladores de cortisona, laxantes, antisépticos urinarios, incluso anticonceptivos para que tuviera reglas «normales»... una vedadera farmacia ambulante, y un ser humano completamente aniquilado.

Mi intuición me decía que el diagnóstico era falso y que la mayoría de sus síntomas eran debidos a los medicamentos que ella tomaba desde hacía 20 años. Al principio no tenía nada concreto para apoyar lo que yo sentía con tanta claridad en el fondo de mi corazón. Sólo había una forma de comprobarlo: confiar completamente en mi intuición y llevármela conmigo, es decir, a casa con nosotros.

Claude aceptó con su gran corazón y la generosidad que le caracteriza, y Marta vino a vivir con nosotros durante casi 8 años. La decisión no fue fácil ya que teníamos los tres hijos y Nina tenía apenas 2 años. El estado de Marta era complicado de manejar con sus crisis convulsivas necesitaba mucha atención. Además aparte de mi familia yo tenía mi trabajo y mis estudios de osteopatía en Lyon.

Pude ir hasta el final de mis convicciones profundas con la ayuda inestimable de Claude, ya que vivíamos en Francia y lejos de mi familia. Intentaba comprender el porqué de la enfermedad de Marta a todos los niveles: energético, emocional, familiar... A la vez que le iba sacando los medicamentos y la ayudaba en sus crisis de abstinencia provocadas por la reducción de la dosis de estas drogas que venía tomando desde hacía tantos años.

Descubrí la profundidad de la osteopatía, de la medicina ayurvédica, de la bio-genealogía con Gerard Athias, de la psicomagia de Jodorowsky. La llevé a ver grandes maestros, médicos, osteópatas, un exorcista, curanderos... todos los que podían ayudarnos.

Descubrí la medicina ayurvédica con el profesor Philippe Gallois. Este médico neurofisiólogo y neuropsiquiatra, profesor en la Universidad Católica de Lille, enseguida me inspiró un enorme respeto y mucha simpatía. Su humanidad, su apertura de espíritu y de corazón, sus cualidades profesionales y su escucha ganaron mi confianza de inme-

diato para hacer equipo con él en el tratamiento de Marta. Su presencia me ayudó muchísimo, incluso en mi propia práctica terapéutica.
Gracias a nuestra estrecha colaboración pudimos suprimir toda la medicación, aunque lo hicimos muy progresivamente y no pudimos evitar ciertas dosis de dolor. ¡Todo eso nos llevó 5 años!
El cambio fue realmente espectacular: Marta vivía, vibraba, reía y lloraba también, por supuesto... No fue fácil suprimir toda la medicación y sus correspondientes adicciones. Pero yo estaba completamente convencida que era posible, y ella también.
Su estado de salud física y psíquica mejoraron y sus convulsiones eran cada vez más esporádicas. Su cuerpo, su carácter, su nueva vida no tenían nada que ver con la Marta de antes. Y ya que ella vivía conmigo, pude seguir todo su proceso muy de cerca y acompañarla durante sus 8 años de desintoxicación, renacimiento y esperanza.

"Marta me dijo: antes mi vida era un pozo oscuro,
ahora es una fantasía de colores".

A Marta le habían diagnosticado la enfermedad de Reklinhausen y la habían condenado a morir en la adolescencia. Borrar de su memoria y de la memoria familiar esta condena debida a un error de diagnóstico, fue muy difícil.
Dejar todos los medicamentos y soportar las crisis de abstinencia correspondientes fue extremadamente duro para ella y para nosotros.
Pero con muchísimo amor, fé, paciencia y buen humor, lo logramos.
Yo le decía: "Marta, ya verás, cuando tengas 30 años tu serás normal"
Y lo conseguimos, ¡ya no tomaba NADA de NADA! Además, durante los 3 últimos meses que estuvo en casa, solo tenía una convulsión por mes. ¡Era extraordinario!
A sus 28 años se fué a vivir a Madrid en un centro para adultos disminuidos, físicos o psíquicos. Era su primera separación de la familia.
Marta estaba dividida entre la ilusión de ser independiente como sus hermanos y el miedo a la separación, después de haber estado tan unida al clan y siendo la pequeña de una familia tan grande.
Tenía días mejores que otros pero estaba contenta de haber hecho

ese paso y de tecer su propia vida social. Era feliz de formar parte de un grupo, en ese entorno especial donde cada persona con dificultades recibía la ayuda necesaria para desarrollar sus capacidades y donde todos aprendían a ayudarse y a respetarse mutuamente.

Para mi había sido una victoria maravillosa: había ido al fondo de mis convicciones y en contra de muchas personas - no sólo del ámbito médico- sino también dentro del seno de mi familia. El resultado era palpable ¡lo habiamos conseguido! ¡Estaba orgullosa de mi misma!

PERO... tres meses antes de sus 30 años, Marta decidió irse. Después de haber celebrado un cumpleaños en el que había reído y bailado como a ella le encantaba. Sorprendentemente aquella noche no quiso dormir en su cama, ella que siempre tenía tanto miedo de la oscuridad y de dormir sola, prefirió dormir en un dormitorio que se encontraba al final de otra habitación, cerró puerta y apagó la luz. La monitora no entendía nada, pero Marta estaba tan bien... además, Marta la tranquilizó: "no te preocupes, todo va bien, no pasa nada". Al dia siguiente, Marta no se despertó... se había ido hacia la luz y hacia la paz. Una paz que se había ganado a pulso.

¿Y yo qué? ¿Marta no pensaste en mi?

Hubiera podido morirse tantas veces en medio de cualquiera de sus convulsiones terribles, con sus caídas y los golpes que se dió en la cabeza... Pues no. Fue en ese momento, cuando lo peor había pasado, cuando habiamos llegado al final de todas las pruebas, que ella decidió marcharse. ¡Que golpe tan duro para mi!

Marta me dió la oportunidad de comprender una verdad aplastante: a menudo en mi trabajo quería salvar al mundo, salvar a los demás a cualquier precio. ¿Pero a cualquier precio para quién? ¿Para los demás?... ¿O para mi? ¿Para decirme lo buena que era, el éxito que había tenido, cuánta razón tenía, o que yo era la más fuerte?

Comprendí por fin que ser terapeuta significaba ponerse al servicio de LA VIDA y respetarla. Eso se traduce en ayudar a los demás en su Camino de Vida para que hagan lo que tienen que hacer, más allá de nuestros deseos y nuestras expectativas.

Marta es mi maestra de la Vida y de la Muerte. Ella había terminado su misión, una misión nada fácil de vivir, pero mucho menos estéril.

Desde el principio de este trabajo con Marta había tomado nota de todos sus procesos: sus cambios físicos, psíquicos, los diferentes tipos de convulsiones según el medicamento que habíamos suprimido, los cambios después de cada tratamiento, etc...

Yo quería hacer mi memoria de estudios de Osteopatía sobre el tratamiento de las convulsiones epilépticas a través de la Osteopatía tomando como referencia el caso de Marta. También era un testimonio verídico que podía dar esperanza a tantos padres que tienen hijos en esa misma situación.

Pero... un sólo caso no es estadistica, ¡y me lo rechazaron!

Después de agarrar un berrinche enorme, me calmé y decidí hacer algo fácil, rápido, sencillo y acabar de una vez por todas con la escuela y los exámenes. Asi pues, el tema de mi memoria fue:

"LAS EMOCIONES, EL PERICARDIO Y LA PRIMERA COSTILLA"

También me lo rechazaron: tenía que cambiar el titulo ya que al jurado nacional no le hacía mucha gracia oir hablar de emociones en relación con la osteopatía!

Me autorregalé de nuevo un enfado fenomenal que no me hizo ningún bien en ese momento, pero que tuvo el efecto de empujarme a fondo en mi investigación sobre las emociones.

Para no poner al jurado en un "compromiso", para olvidar la escuela, los profesores, los exámenes y todo el sistema, modifiqué el título, de mi memoria que se convirtió en:

"LAS RELACIONES ENTRE EL PERICARDIO Y EL MIEMBRO SUPERIOR"

PERO.... al tocar el PERICARDIO, ¡no sabía donde metía el dedo!!

A medida que iba avanzando descubrí su importancia a todos los niveles y sobre todos los sistemas.

Me dí cuenta y Comprendí que el PERICARDIO es
EL CENTRO DE NUESTRA VIDA y de nuestra salud.

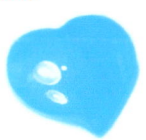

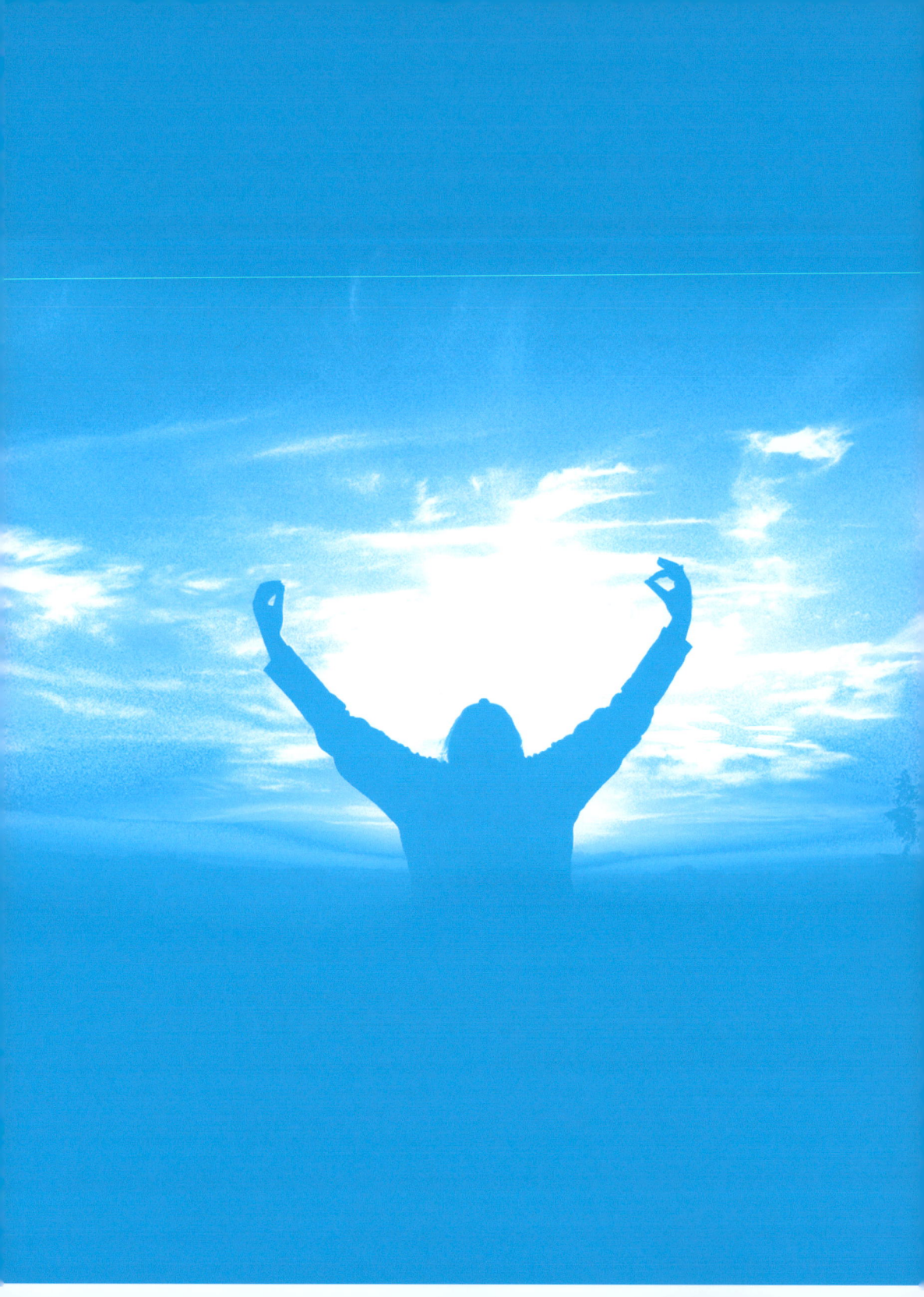

La vida

Capítulo 1.

1.1 ¿Que es la VIDA?

LA VIDA es algo tan sencillo, tan bello, tan esencial y tan presente.

LA VIDA está dentro de nosotros, entre nosotros y a nuestro alrededor.

Si estuviéramos un poco más atentos, podríamos sentirla vibrar, moverse y danzar en nuestras células, en nuestros órganos, en nuestro cuerpo.

Podríamos sentirla con nuestras manos y verla centellear dando vueltas a nuestro alrededor.

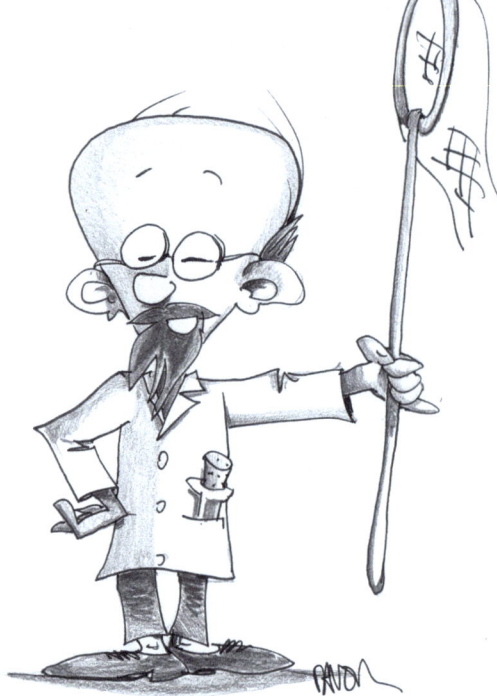

En lugar de eso, lo que hacemos desde hace siglos es intentar atraparla... en vano...

...para medirla, pesarla, analizarla y todas esas cosas tan complicadas que hacen los científicos.

Pero nadie hasta ahora ha conseguido atrapar ni siquiera un sólo pedacito de ella.

Puesto que los fenómenos que no pueden ser medidos, catalogados, etiquetados o reproducidos en laboratorio "no existen", entonces la conclusión científica sería:

LA VIDA NO EXISTE

¡Pues si que vamos bien!

Imaginaros que un día los peces intelectuales se preguntaran:

¿Qué es el agua?

¿Existe realmente?

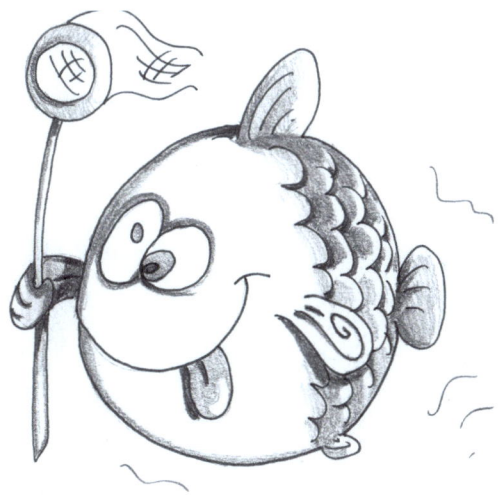

De la VIDA vemos sus consecuencias:
Cuando estamos vivos… hay movimiento
Cuando nada se mueve, estamos muertos…
Y como de costumbre, nos hacemos un lío, confundimos la causa por el efecto, el síntoma por la enfermedad, las consecuencias por la esencia.
Al origen somos seres de luz, espirituales, salidos de este Gran Todo, esta Pura Inteligencia, esta Energía, esta vibración tan elevada que llena el espacio infinito, antes que nada existiera como materia.
Se le puede llamar Vida, Esencia, DIOS y todos nosotros somos Dioses, ya que hemos salido de esta esencia divina, DE-VIDA, que llena cada una de nuestras células…
El problema es que lo hemos olvidado.

Es esta misma Inteligencia de LA VIDA que al organizarse crea el cuerpo.

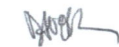

LA CREACIÓN PERMITE EXPERIMENTAR LA VIDA EN TODAS SUS FORMAS

Todos los elementos de la Creación tienen su razón de ser.
Todos están llenos de la misma esencia.
Es la expresión de esta esencia lo que cambia según el cuerpo físico utilizado.

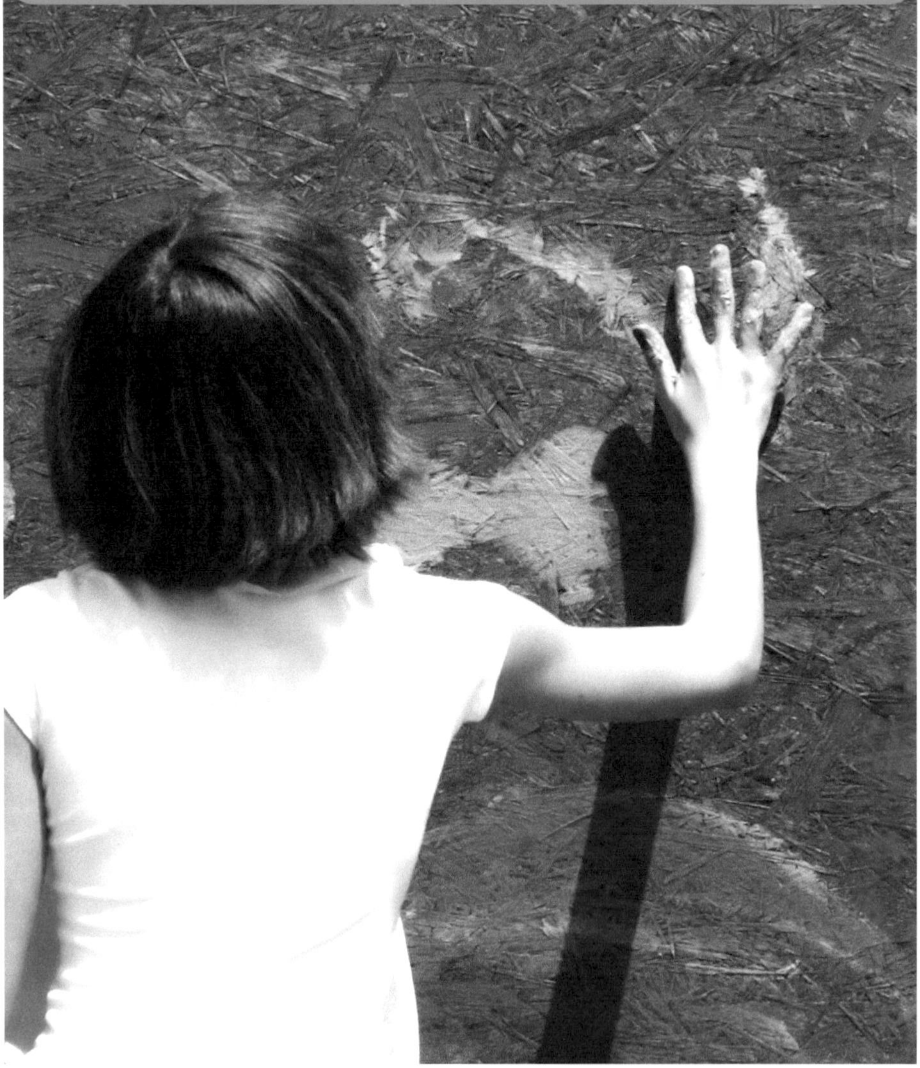

El Espíritu es el origen de la Creación, para que LA VIDA pueda experimentarse a través de otras vibraciones.

Gracias a su poder ilimitado, estas vibraciones infinitas han dado lugar al Universo con todas sus maravillas, con todas las distintas expresiones de LA VIDA.

Al origen somos seres espirituales, con una vibración muy elevada.
El Alma es la individualización del espíritu cuando decide encarnarse. Su vibración es más baja.

Etimológicamente Alma viene de ANIMA: que anima.

La Vida anima el cuerpo.
La Vida es el Alma.

La VIDA es esta energía, esta vibración, que llena cada una de nuestras células y las anima.

El Alma moldea nuestro cuerpo, nos permite experimentar la emoción y guardar su recuerdo.
Es gracias a nuestra alma que somos lo que somos, ya que ella guarda la memoria emocional de toda nuestra historia.

El Alma crea, "anima" y utiliza el cuerpo físico para crecer, experimentar y realizarse en su camino de vida.

Somos seres espirituales viviendo una experiencia física.
nota del autor: para clarificar estos conceptos, os invito a leer mi segundo libro «El secreto del Corazón».
La vida es un "continuum" que no tiene principio ni final, donde se nutre todo lo que está vivo, que conecta todos los seres vivos cualquiera

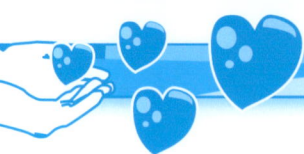

que sea su naturaleza: la tierra, las plantas, los animales, los seres humanos, todos provenimos de la misma fuente.

¡Para las civilizaciones primitivas y las que mantuvieron la sensatez, esta verdad es tan evidente!

Para nuestra civilización han sido necesarios muchos siglos de estudios e investigaciones científicas, para llegar actualmente, con la Física Cuántica, a decir y admitir que no hay límites entre la materia y la no materia. Estos conceptos son aún muy complicados para que la mayoría de nosotros los podamos entender.

Cuando el Ser Humano se disocia de sus sentidos, de sus posibilidades de percepción ilimitadas y no le queda más que su cerebro

¡LA VIDA ES SAGRADA !

La circulación libre y fluida de LA VIDA es la que hace que:
- La célula tenga buena salud,
- las vísceras tengan buena salud,
- la persona tenga buena salud,
- todos los seres vivos que la rodean tengan buena salud,
- la buena salud del ser humano tendrá repercusiones sobre la salud de la comunidad donde vive, la ciudad, el país, y el Universo por extensión.

No tenemos derecho a bloquear ni perturbar la libre circulación de LA VIDA, nuestra fuente de salud :
- para nuestro bien,
- para el bien y el respeto de los que nos rodean,
- para el bien y el respeto de nuestra sociedad,
- para el bien y el respeto de nuestro país
- para el bien y el respeto de la Tierra y de todos los seres vivos que nos acompañan y nos nutren,
para el bien y el respeto del Universo.

para funcionar, la realidad que le rodea pierde para él su perfume, su música, su sabor, su textura, sus colores y sus formas sutiles: es decir pierde su esencia profunda y natural.

Este estado puede ser comparado a un receptor de radio que capta mil frecuencias distintas y que súbitamente fuera desconectado no pudiendo captar más que tres. ¡Y además tuviéramos la convicción de que no existen más que tres emisoras!

La vida circula en el interior
de cada célula,
de cada ser vivo…
Pero también entre las células,
y entre todos los seres vivos.

1.2 El agua, fuente de VIDA

Sabemos que todos los elementos vivos se nutren de agua, y están constituidos en gran parte por agua. El Ser Humano, los animales, las plantas, incluso las piedras, todos provenimos de la misma fuente: el agua. Tomamos el agua que necesitamos para nutrirnos, limpiarnos, reproducirnos, para dar frutos. La que ya no precisamos, la devolvemos a la naturaleza que se ocupará de transformarla para poder ser utilizada de nuevo.

El agua que me ha nutrido y ha formado parte integral de mi, mañana será parte integrante de un árbol, mientras que ayer era parte de un gato o un pez.

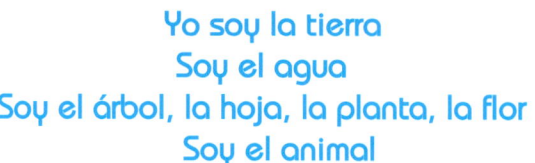

Yo soy la tierra
Soy el agua
Soy el árbol, la hoja, la planta, la flor
Soy el animal

Si pensáramos en la memoria ilimitada del agua,
tendríamos que plantearnos las verdaderas preguntas
acerca de nuestros propios límites...

Os animo encarecidamente a leer el libro Los mensajes del Agua del Dr. Masaru Emoto, maravillosa evidencia gráfica de la influencia de nuestro pensamiento y nuestra conciencia en todo lo que somos y lo que nos rodea.

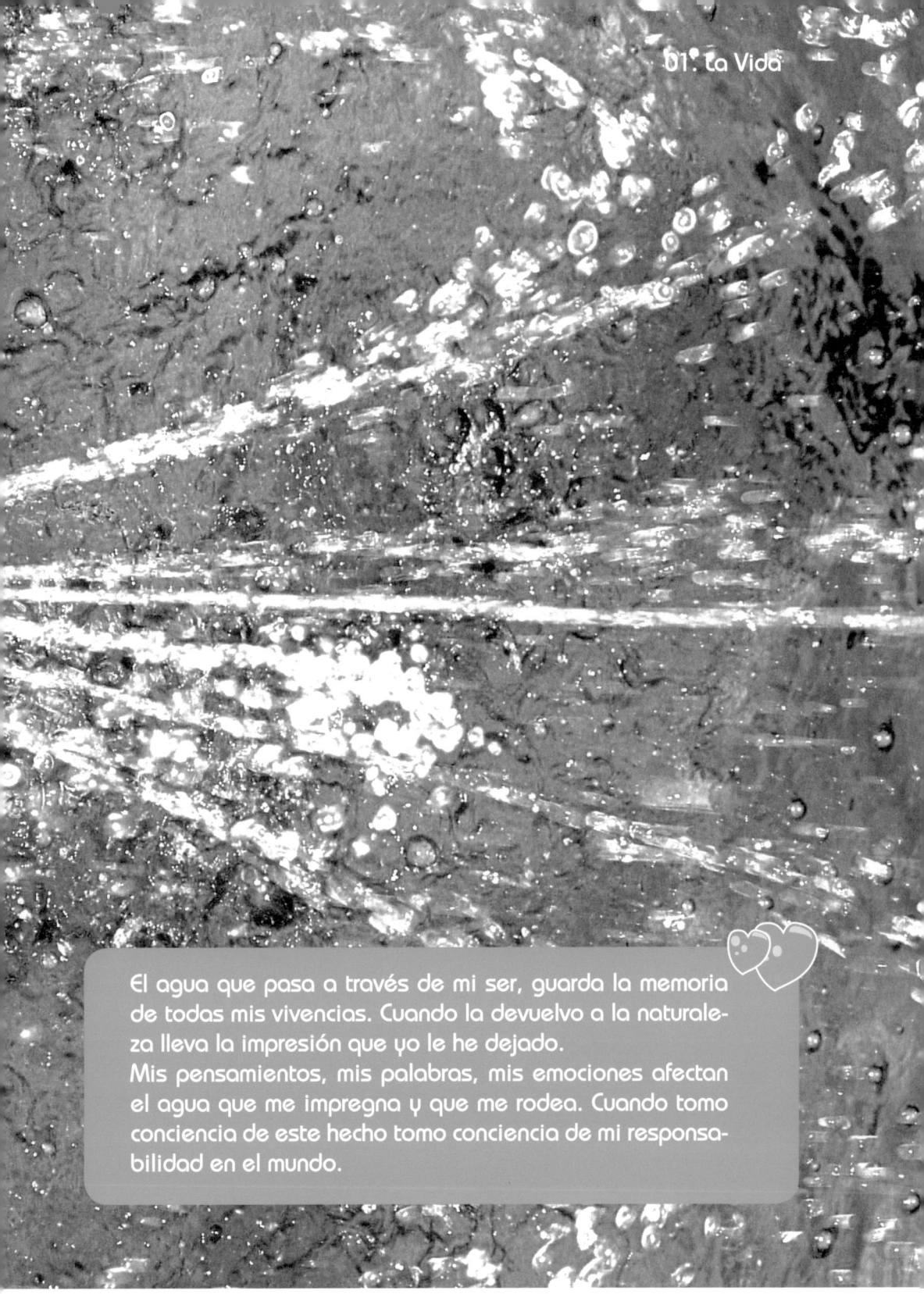

El agua que pasa a través de mi ser, guarda la memoria de todas mis vivencias. Cuando la devuelvo a la naturaleza lleva la impresión que yo le he dejado.

Mis pensamientos, mis palabras, mis emociones afectan el agua que me impregna y que me rodea. Cuando tomo conciencia de este hecho tomo conciencia de mi responsabilidad en el mundo.

1.3 El movimiento de la Vida

La VIDA es movimiento.

Sin entrar en explicaciones teóricas de física molecular u otras, ya que no soy experta en la materia, permitánme hablar desde la sencillez de mi práctica diaria.

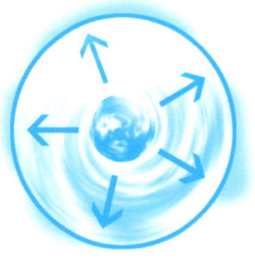

La VIDA es movimiento. La diferencia entre una celula viva y una muerta es que una se mueve, respira, comunica y la otra no.

La pulsión de vida va del centro a la periferia; es una fuerza de expansión, de crecimiento, de comunicación con el exterior.

Esta fuerza de vida crea un movimiento que no es lineal sino en espiral y que va del centro a la periferia y hacia todos los planos del espacio.

Este movimiento forma una "lemniscata" que cuando es perfecta, es el símbolo del movimiento infinito.

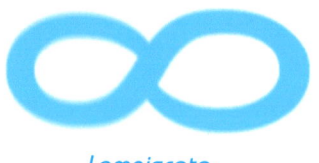

Lemniscata.

Lemniscata en geometría:
curva plana, conjunto de puntos cuyo producto de las distancias entre dos puntos fijos es constante.

LA VIDA no se mueve sólo en un plano, sino en todos los planos del espacio.

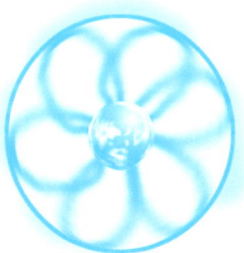

La flor de vida.

En este caso, la Lemniscata se hace en volumen, siendo la pulsión de vida el generador de este movimiento perpetuo que se sitúa en el centro de todos los elementos vivos del más pequeño al más grande, sin excepción.

Cada átomo tiene su movimiento específico, cada célula el suyo, cada órgano el suyo.

Si cada elemento de nuestro cuerpo tiene su movimiento intrínseco, es lógico que nuestro cuerpo, globalmente, lo tenga también.

Este movimiento es como una respiración que no tiene nada que ver con la respiración pulmonar, es una respiración celular que se puede observar en el laboratorio. Si se toman las células vivas y se las observa en el microscopio, se las ve moverse, hincharse y deshincharse ligeramente, desplazarse, reproducirse, etc...

El movimiento de la vida tiene su ESTRUCTURA

UNA DIRECCIÓN: como ya hemos visto anteriormente, la pulsión de vida va siempre del centro a la periferia.

UNA AMPLITUD: Cuanto más grande es la amplitud, más vibra la célula, más intercambia con el exterior y goza de mejor salud.
La amplitud nos informa sobre la Vitalidad, sobre la expansión de LA VIDA, sobre la expresión del alma.

UN RITMO: La célula se dilata y se retrae a un ritmo personal y específico de cada ser vivo, un ritmo que hay que respetar.
Oscila entre 10 y 14 «respiraciones» por minuto y que nada tienen que ver con la respiración pulmonar.

Hay otros factores que influyen sobre el movimiento de la VIDA, más que en el movimiento mismo, yo diría que en su dirección.

- La gravedad de la Tierra: nuestro cuerpo funciona de forma electromagnética. La fuerza de gravedad de la Tierra interactúa con los iones positivos y negativos que se encuentran en el interior y exterior de la membrana celular para permitir los intercambios comunicacionales entre un medio y otro.

- El Corazón, con sus pulsaciones, sus latidos que se transmiten por todo el cuerpo, despierta y estimula cada célula.
De la misma forma que la fuerza de vida de las células va del centro a la periferia, el movimiento global del cuerpo va del centro a la periferia.

En el centro de nuestro cuerpo se encuentra nuestro Corazón.

No vemos la electricidad, pero cuando la hemos tocado, ¡imposible olvidarla y negar su existencia!
LA VIDA es así: cuando la hemos tocado; cuando la hemos sentido, no podemos olvidarla ni negarla.
El movimiento de LA VIDA no es "algo" impreciso. Todo lo contrario, aunque nos cueste sentirlo, está muy bien estructurado y es bien palpable.
La osteopatía se basa en este movimiento que se llama movimiento respiratorio primario:
Movimiento - con una dirección, amplitud y ritmo determinados.
Respiratorio - corresponde a la respiración celular.
Primario - ya que aparece mucho antes que la respiración pulmonar.

El movimiento Respiratorio Primario, es LA VIDA.

1.4 ¿Se puede «sentir» LA VIDA?

Hablar de LA VIDA es bueno, ¡ SENTIRLA es mucho mejor!

Para eso no hace falta tener fe, ni ser un iniciado, ni alguien con dones especiales. ¡¡Está al alcance de todos!! Está en nosotros.

Sólo hay que tener un poco de paciencia, ya que nos hemos olvidado que podemos hacerlo, y simplemente abandonarse para sentir, sin pensar, y esto parece ser lo más difícil. Por nuestra educación, desde pequeños, estamos acostumbrados a utilizar las vías del pensar y no las del sentir... y ambas son dificilmente compatibles...

Para algunos de nosotros lo más difícil es poner el cerebro en reposo, para poder llevar toda nuestra ATENCIÓN hacia EL SENTIR,

¡Pero qué felicidad nos espera al conseguirlo!

«Pensar lo que siento» o
«sentir lo que pasa»
¡son dos cosas bien distintas!

Lo podéis experimentar en vuestra vida cotidiana, dando un paseo, comiendo, haciendo el amor, y veréis que es mucho mejor cuando no se hace el amor, sino cuando es el amor que "se hace solo"... es maravilloso.

Para eso, solo hace falta ABANDONARSE.
¿ Porqué no probarlo ?

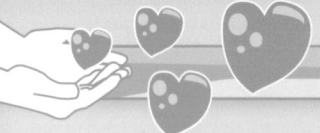

Como "sentir" La Vida?

Podéis hacerlo por la mañana o en un momento del día en el que estéis tranquilos.
Desconectad el teléfono.

Tomad vuestro tiempo. Vamos a aprender de nuevo a abandonarnos

como cuando éramos niños.

1- Nos sentamos comodamente de manera que los pies estén bien en contacto con la tierra o el suelo, las palmas de las manos puestas sobre los muslos, sin tensión, sin apoyar, con suavidad.

2- Buscamos una posición cómoda a nivel de nuestra pelvis, un buen apoyo sobre nuestras nalgas, la espalda recta, los hombros relajados, los cervicales, la cabeza y los brazos sueltos.

3- Cuando nos sintamos cómodos cerramos los ojos y respiramos profunda y tranquilamente.

4- Dejamos pasar las ideas, los pensamientos, los vemos desfilar como si se tratara de una película que no nos corresponde, SIN ESFUERZO, SIN LUCHAR.

5- Ponemos nuestra atención en los talones y en su contacto con la tierra.

6- Visualizamos unas raíces que salen de nuestros talones y de nuestro coxis y que bajan potentes hacia la tierra. A cada expiración bajan cada vez más profundamente, hasta el centro de la tierra.

7- Visualizamos y sentimos esta energía del centro de la tierra dejándola subir por nuestras raíces, atravesando nuestros talones, invadiendo nuestros tobillos, nuestras piernas, nuestra pelvis.

8- Sentimos cómo crece en nuestra pelvis y sube hacia el diafragma, inundando nuestro corazón/pericardio, nuestro pecho, nuestros hombros.

9- La dejamos bajar por nuestros brazos llenando nuestras manos, nuestros dedos, sintiendo como se llenan de vida, de vibración. Sentimos como cada una de nuestras células se despierta.

10- Dejamos subir la energía desde nuestro corazón/pericardio a nuestras cervicales, sentimos cómo empuja la cabeza hacia el cielo y cómo ésta se va volviendo ligera, llena de luz y de vida.

11- Dejamos salir la energia como un surtidor de luz a través de la coronilla hacia el cielo, hasta el infinito.

12- SABOREAMOS estos instantes, sintiéndonos ENTRE EL CIELO Y LA TIERRA, tan pequeños como una célula, y tan grandes como somos.

13- SIN ESFUERZO sentimos LA VIDA pasar y atravesar nuestro cuerpo, DE LA TIERRA HASTA EL CIELO, y DESDE EL CIELO HASTA LA TIERRA. Saboreamos y solo saboreamos. No hay nada que hacer; sólo sentir.

Ahora estamos listos para sentir.

1- Colocamos nuestras manos bien ligeras sobre nuestros muslos, como si tuviéramos una burbuja de jabón debajo de ellas.

2- Llevamos nuestra atención debajo de nuestras manos dejand venir todas las informaciones como regalos de la Vida: temperatura, densidad, vibración, colores, imágenes, emociones, y movimientos.....

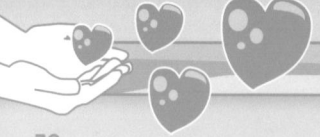
3- Acompañamos el movimiento que se aparezca SIN FRENARLO, como si nuestras manos fueran un corcho que flota sobre el mar, que se deja llevar sin intentar frenar ni dirigir las olas.

4- Si empezamos a pensar que «esto que siento» es la respiración, entonces dejamos de respirar por un instante y sentimos lo que pasa.

5- Si pensamos que «esto que sentimos» son los latidos del corazón, entonces nos centramos en nuestro corazón, sentimos nuestros latidos y notamos la diferencia.

6- Pero sabed que cuando empezamos a pensar, ya no estamos en el «sentir» y entonces todo se vuelve complicado.

7- Volvemos a sentir.

No puedo deciros lo que vais a «sentir», ya que cada persona es diferente en cada momento, pero para practicar os recomiendo «sentir» todo lo que se mueve e incluso lo que aparentemente no se mueve.
Cuando estéis cómodos en este movimiento de vuestro cuerpo, entonces poned vuestras manos sobre otras personas siempre con mucho respeto, para «sentir» en ellos LA VIDA.
Este movimiento tan sutil, pronto os apasionará y hará que pongais las manos sobre los árboles, las piedras, los animales, para «sentir» y saborear esta vibración presente en todos los seres vivos.
Poco a poco vuestro tacto se va a afinar, vuestra sensibilidad aumentará y cada vez será más fácil. Aprenderéis a diferenciar y reconocer la fuerza de vida, su amplitud, la dirección que toma, dónde esta bloqueada y a recibir las informaciones que le acompañan: sensaciones, imágenes, colores, emociones, olores, mensajes, memorias tisulares...
No os desaniméis si al principio os parece difícil. Intentandolo un poco cada día podréis afinar vuestras manos y entrar suavemente en este baile, recordando la imagen de flotar sobre el agua como un corcho. No hay nada que hacer; sólo dejarse llevar; abandonarse.

Poco a poco confiaréis más en vuestras percepciones.

El secreto:

ABANDONAROS

confiadamente,

NO HAY NADA QUE HACER,

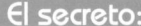

¡sólo sentir!

Sin luchar, sin esfuerzo, sin analizar, sin juzgar,.....
¡¡ Como un corcho encima del agua !!

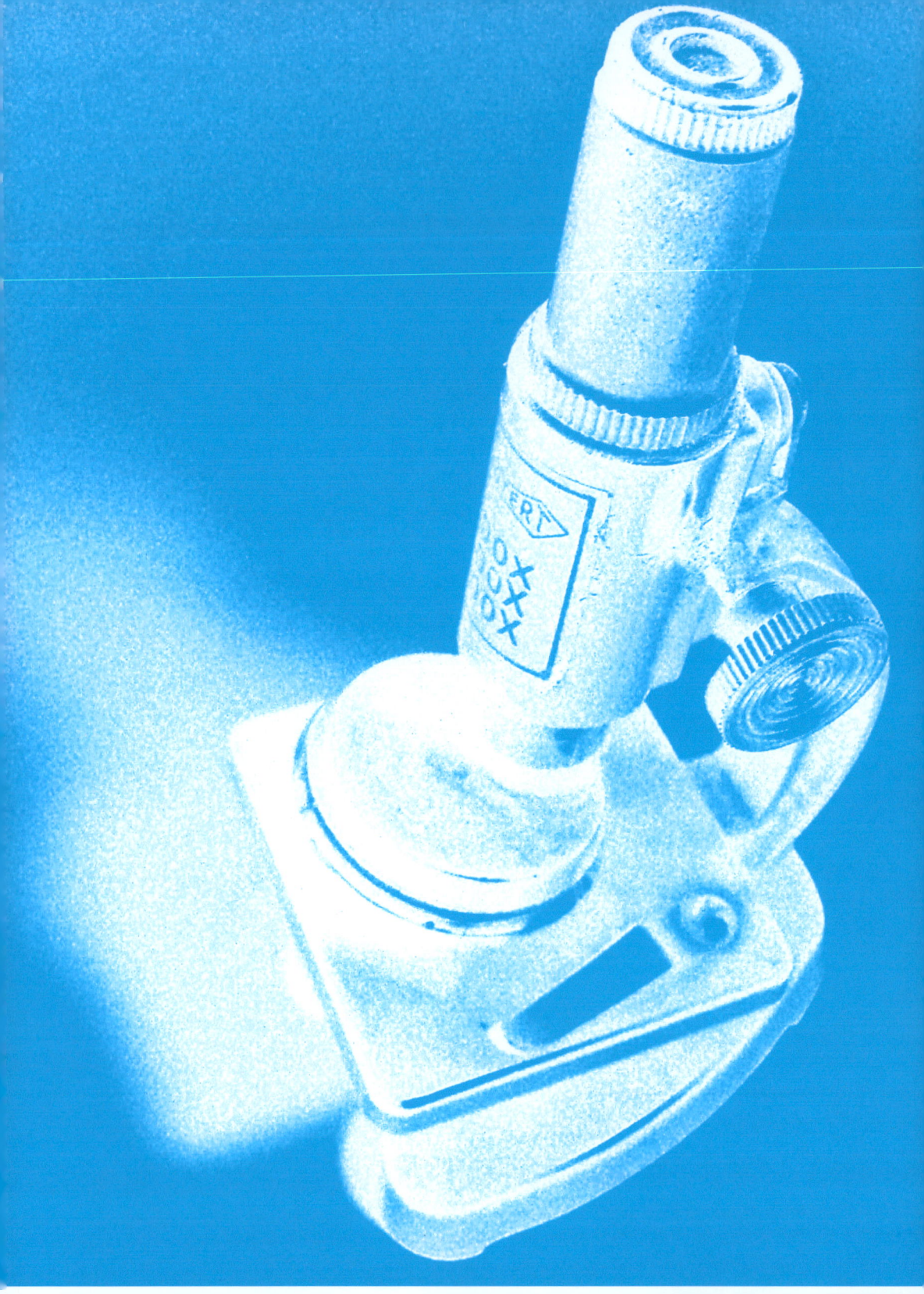

La célula

nuestra unidad de base.

Capítulo 2

El gran sabio oriental Lao Tsé decía:

«Conoce la UNIDAD, y conocerás la TOTALIDAD»

Frente a la compleja diversidad del organismo humano y no sabiendo por donde comenzar mi camino en la
comprensión del mismo; decidí seguir su consejo y me
lancé a buscar la luz de la totalidad en la simplicidad
de la célula.

2.1 Un poco de Biología

Volví nuevamente a los libros de Fisiología y Biología, para comprender mejor el funcionamiento celular.

Las definiciones son más o menos las mismas en los diferentes libros. Cito:

> **«TEORÍA CELULAR**
> (según el Atlas de Fisiología de Silbernagl Despopuolos, páginas 2-3)
>
> - Todos los organismos vivos se componen de células y sus componentes.
> - Todas las células son semejantes en su estructura química.
> - Las nuevas células se forman por división celular a partir de células existentes.
> - La actividad de un organismo es la suma de las actividades e interacciones de sus células.
>
> **La célula es la unidad más pequeña de los seres vivos.**
>
> La membrana celular delimita el exterior de la célula del interior, donde se encuentra el citolpasma con los organitas celulares, los cuales están rodeados por otra membrana»

En los diferentes libros, por el momento he encontrado tres leyes biológicas universales que se aplican a todos los seres vivos.

Estas tres leyes biológicas por su claridad y simplicidad, me han permitido comprender nuestro funcionamiento.

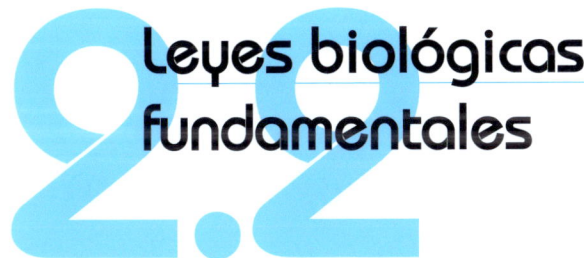

Leyes biológicas fundamentales

Cada célula viva de cualquier especie está dotada de:

A/ una MEMORIA

Constituída por:

- El patrimonio genético específico de cada especie, el ADN.
- La memoria cultural, social, educativa, familiar, ancestral...
- La memoria de la filogénesis, es decir de toda la evolución de los seres vivos, desde la primera célula que creó el primer ser unicelular, seguido por los peces, los anfibios, los reptiles, los pájaros, los mamíferos cuadrúpedos, los bípedos, hasta el Ser Humano.
- La memoria de la Ontogénesis: es decir de toda la evolución del Ser Humano.

¡ Y todo esto en el interior de cada una de nuestras células !

Al origen somos el resultado de la unión de dos seres unicelulares, el óvulo de nuestra madre y el espermatozoide de nuestro padre.
Después nadamos como peces, en el líquido amniótico de nuestra madre.
Durante nuestro período embrionario nos parecemos sorprendentemente a cualquier embrión de cualquier otra especie.
A partir del tercer mes nos volvemos fetos con características de ser humano.

Desde el nacimiento hasta los primeros pasos que damos, pasamos por etapas que nos recuerdan bien estas memorias: reptar, balancearse, hacer el cocodrilo, gatear, hacer el macaco y finalmente ponerse de pie y caminar.

Además estos diferentes estadios de evolución del niño son imprescindibles para su buen desarrollo psicomotor, ya que cada etapa crea circuitos neurológicos específicos que le permitirán primero andar, luego hablar y finalmente pensar correctamente en el sentido fisiológico de la palabra.
Os aconsejo leer atentamente los trabajos de Beatriz PADOVAN y su método de Reorganización Neurofuncional. (www.padovan.pro.br)

B/ una CONCIENCIA,

Fisiológicamente la célula «sabe» exactamente en cada instante como debe reaccionar, los cambios metabólicos que debe llevar a cabo, las reacciones químicas, el modo de comunicación, etc... para llevar a buen fin su misión que es VIVIR.

Y en caso de dificultad, hará lo que sea por... sobrevivir.

Es como si cada célula tuviera un pequeño cerebro que le permitiese hacer exactamente lo que debe hacer.
¿Y si este pequeño cerebro no fuera más que la Inteligencia pura de LA VIDA que se encuentra en cada célula ?
Esta sabiduría, este conocimiento viene con el ser humano desde su nacimiento.

CONOCIMIENTO - CO-NACIMIENTO : nacemos con él.
En francés se dice: connaissance
En Catalán: conaixement
Naissance = naixement = nacimiento

Todas las células vivas están regidas por:

C/ LEY DE LA DILATACION-RETRACCION

Esta ley merece un capítulo sólo para ella.
Me parece tan importante que yo diría que ella es la base de mi trabajo, la base del funcionamiento de LA VIDA.

Es una ley biológica fundamental descubierta a principios del siglo XX por el médico francés Claude Sigaud y completada por el Dr. Louis Corman, de Nantes (padre de la Morfo-psicología). Cito a Corman:

«El Instinto de Expansión/Dilatación:
La finalidad primordial de la célula (del ser vivo) es comunicarse con su entorno, intercambiar con él para crecer, nutrirse de todo lo que le aporta el medio exterior, aumentar cada vez más su espacio vital e irradiar su fuerza alrededor de sí misma.

El Instinto de Conservación/Retracción:

Es el proceso por el cual la célula (el ser vivo), cuando se encuentra en una situación de peligro, rompe el contacto con el medio externo, que percibe como amenazante, se repliega sobre ella misma y concentra su fuerza en el interior a fin de reservarla para las funciones esenciales de la vida, lo cual le permite sobrevivir.»
Visages et caractères, Dr CORMAN, pp. 20-23, Editions PUF 12/1987

En realidad, el objetivo de toda célula viva es la de VIVIR a toda costa.
Para ello, su pulsión de vida hace que se dilate, aumentando la superficie de contacto con su entorno, lo cual le permite aumentar los intercambios y aprovecharse al máximo de todos los elementos que la rodean.
Cuando su entorno se vuelve nocivo y peligroso para su vida, la única solución que ella tiene para salir de esa situación es retraerse reduciendo así al máximo su superficie y los contactos nocivos con el exterior. De esta forma ella concentra toda su energía, su fuerza de vida, en el interior para protegerse y sobrevivir.

Cito a Corman:

«La rétracción, no debe ser opuesta a la dilatación como si se tratara de dos estados antagónicos puesto que, en si, no es un estado; es un proceso activo, un movimiento hacia el interior; en vez de expandirse hacia afuera, de extravertirse en un movimiento de crecimiento del espacio vital, la fuerza fluye hacia el interior, se introvierte, se concentra en el organismo a fin de atender las funciones esenciales y de asegurar el mantenimiento de LA VIDA.

Vuelvo a insistir a causa de su importancia: la Retracción no es una atrofia, ni una disminución de la vitalidad de los órganos, sino un proceso de defensa muy activo, correlativo a una hipersensibilidad, que al percibir las mínimas variaciones del medio exterior y sus menores repercusiones sobre los órganos internos, lo remedia suspendiendo los intercambios. El organismo manifiesta en todas sus partes esta viva sensibilidad de defensa y en primer lugar lo hace a nivel de la piel, el órgano más directamente expuesto a las agresiones del medio externo y que a causa de esto es el primero en reaccionar.
Hay que hacer hincapié en que todas las zonas retraídas tienen esta viva sensibilidad: son muy sensibles al tacto incluso a un simple roce, sensibles tanto al frío como al calor.

La retracción se regula pues en función de las necesidades de defensa y tiene por efecto reducir los intercambios con el medio que se percibe como nocivo: reducción pero no supresión.
La retracción no puede pues ser más que temporal, respondiendo a una situación de peligro pasajera, localizada en las zonas del organismo directamente amenazadas pero puede llegar a ser duradera si la amenaza es permanente.»

Dr CORMAN, Visages et Caractères, Ed. PUF 12-1987

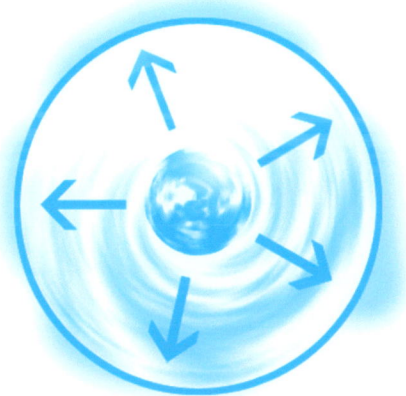

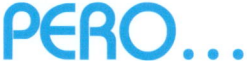

Cuando se vive plenamente se vibra
Pero a menudo en vez de vivir,
no hacemos más que sobrevivir.

Me abro para crecer.
Me cierro para protegerme.
Todas nuestras células, todos nuestros sistemas funcionan igual.
Todo lo que abre va hacia la Vida.
Todo lo que se cierra va hacia la supervivencia, pudiendo llegar hasta el extremo esperando la muerte.
Lo ideal sería que este proceso de cierre/apertura estuviera siempre flexible y en un buen estado de funcionamiento para poderlo utilizar cuando fuera necesario, en un caso de peligro puntual y nada más que para eso.

PERO...

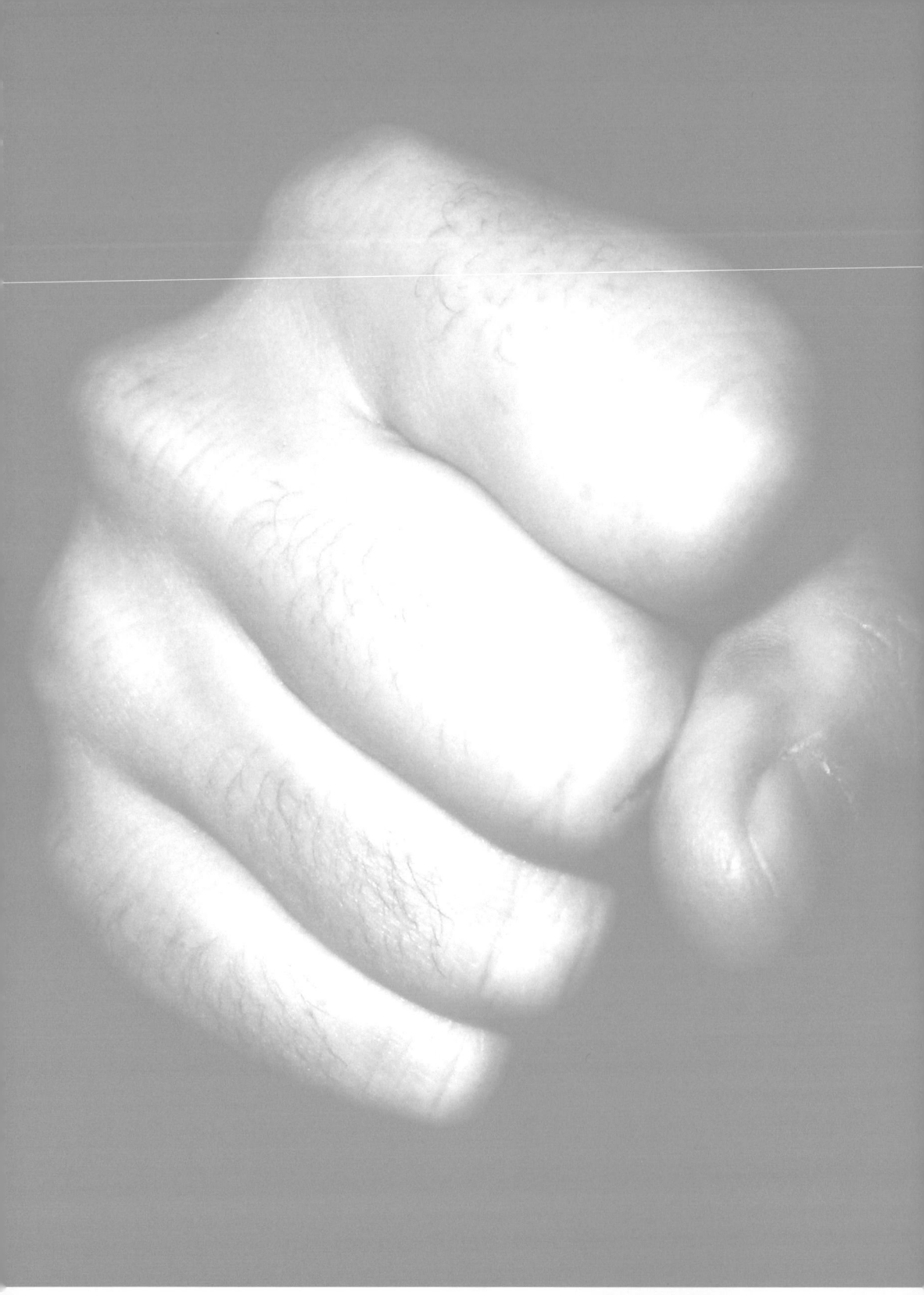

El miedo

Capítulo 3.

Bloquea la Vida en el interior de nuestras células.

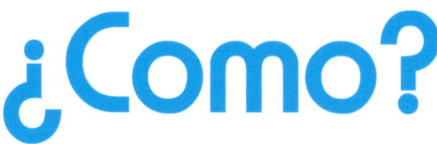

¿Como?

Un gran filósofo francés decía:

«El miedo es la Madre de las enfermedades,
ya que las contiene todas.»

Bloqueamos LA VIDA cuando nos sentimos amenazados, en peligro cuando tenemos miedo, entonces las membranas de nuestras células se retraen encerrándola en el interior e impidiéndole hacer su trabajo correctamente.

La vida se queda allí, bloqueada, esperando tiempos mejores para poder salir. Esperando que tomemos conciencia de ello o que alguien nos ayude a liberarla, para que haga su camino.

¿ Tan sencillo ?

¡Sí!

La vida es sencilla.

La vida sólo quiere fluir libremente en nosotros, a través nuestro y entre nosotros para hacernos vivir y vibrar plenamente.

Sistema Parasimpático	Dilatación - AMOR	Sisitema Simpático	Retracción - MIEDO
	Confianza Expansión		La energía va desde la periferia hacia el centro y no es funcional.
	Vibración de VIDA		**Supervivencia**

PERO...

Somos todos maestros en el Arte de COMPLICAR LA VIDA,
Nos la complicamos y en consecuencia complicamos la vida de nuestro
entorno, la de nuestra sociedad, de nuestro país,
de la Tierra y del Universo entero.

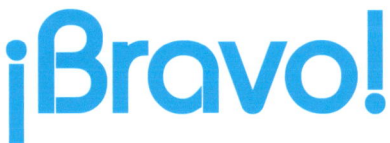

La bloqueamos por nuestra ignorancia.
Ignorancia de lo que es, de quién soy, de su importancia, de su papel
en nuestra salud y como punto de unión entre todos los seres vivos,
de su funcionamiento esencial, de su esencia sagrada.

Ignorancia también al no saber cómo y porqué la bloqueamos y por
ende, cómo desbloquearla.
Y le hacemos vivir una pobre vida... ¡la nuestra!

Cuando nos sentimos en peligro,
bloqueamos La Vida en el interior de las células
gracias a la membrana celular.

LA VIDA:
Ella lo Sabe todo, aunque no seamos conscientes de ello.
Ella Es mucho más sutil e inteligente que nuestro cerebro.
Ella Sabe, mucho antes de que reflexionemos.
Ella guarda en sí la memoria de TODO.
Ella nos habla con el lenguaje de la Sabiduría, pero...¿ para qué si
no la escuchamos?

" No hay peor sordo que el que no quiere oir"

El miedo es la primera emoción que aparece cuando nos olvidamos de quienes somos, de nuestra divinidad, somos hijos de la Vida.

Somos seres di-vinos, dioses encarnados, seres ilimitados, cuya única misión es la de experimentar la vida en un cuerpo físico.

Somos seres de luz experimentando en el mundo de la materia para evolucionar y convertirnos en almas realizadas.

Al olvidar que nuestra verdadera esencia es ilimitada, el miedo se insinúa haciendo reaccionar nuestro envoltorio físico, que se retrae, se limita y nos impide la libre expresión de esta esencia divina.

Miedo a la muerte, al dolor, a la separación, ya que pienso y afirmo que no soy más que el cuerpo físico que me rodea y me irrita.

Miedo de perder a los seres queridos, a mis hijos, a mi familia.

Miedo de las enfermedades, de los microbios, de los virus que no comprendo.

Miedo de la falta de dinero, de perder lo que tengo.

Miedo de que no me quieran, que me abandonen, que me traicionen, de no ser reconocido, de los juicios de los demás, del exilio.

Miedo de la desesperación, de la soledad.

Miedo, miedo, miedo.
¿Cómo un Dios puede tener miedo?

La vida es pura experiencia y el único error que podemos hacer, es el de no vivir esta experiencia.
Las experiencias no son buenas ni malas, todo depende
de nuestro punto de vista y de nuestra consciencia.
La vibración de Vida es pura Alegría.

La tristeza se confabula con el Miedo que es el contrario del Amor.

¿Cómo un Dios puede estar triste o tener miedo?

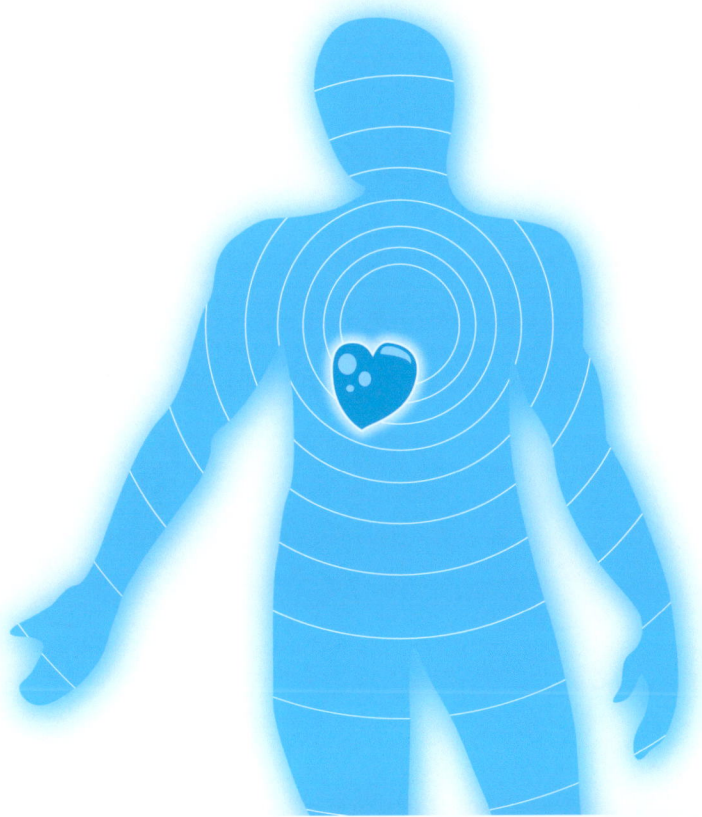

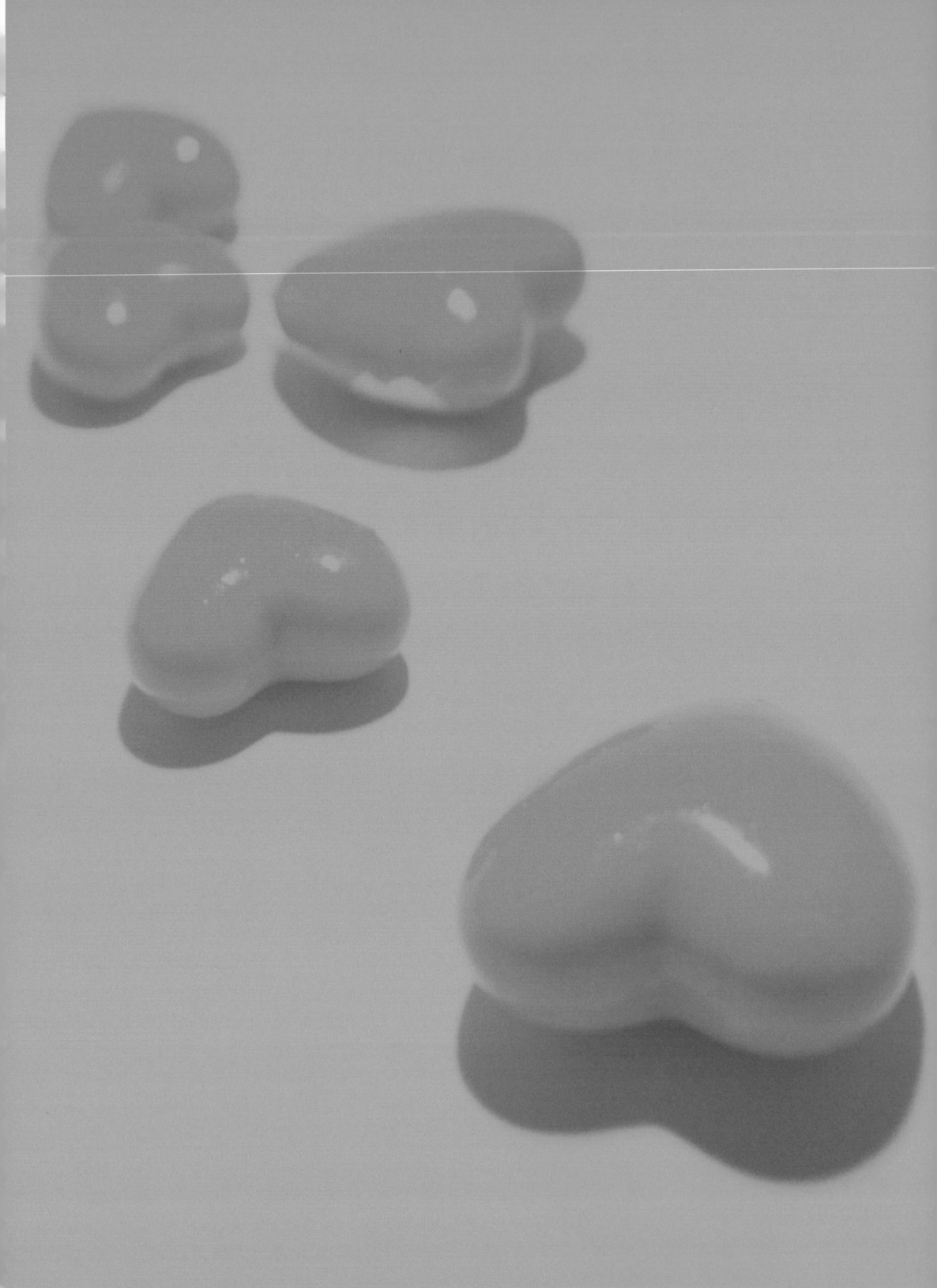

El pericardio

Capítulo 4.

4.1 Porqué el pericardio?

Como dije anteriormente, cuando quise presentar mi memoria de osteopatía con el título "La Osteopatía en el tratamiento de las Convulsiones Epilépticas", no me lo aceptaron... "un caso no es exhaustivo"dijo el jurado... Entonces tuve que cambiar rápidamente de tema y elegí el Pericardio sin saber exactamente dónde me metía.

El título de mi nueva Memoria:
«Pericardio, emociones y relación con la primera costilla»

En efecto, había constatado en mi práctica diaria que muchas de las personas que venían a verme con patologías de los miembros superiores (tendinitis, neuralgias de hombro, brazos, codo, muñeca, mano), tenían el Pericardio en lesión osteopática, lo que quiere decir en restricción de movilidad. Digamos, para ser más claros, tenían el pericardio-corazón apretado.

Hice un estudio con cien personas en el cual el 90% entre ellas confesaban que antes de su dolor habían tenido un choque o un estrés emocional o afectivo, algo que les había tocado el corazón.

Me dí cuenta de la importancia del Pericardio durante éste estudio y en la elaboración de mi Memoria.

Sentí un súbito flechazo por este órgano que a primera vista puede parecer insignificante y que esconde bien su juego.

Os invito a descubrirlo simplemente o bien a redescubrirlo, ésta vez con una mirada nueva, una mirada de niño, con los ojos del corazón. Y si logréis hacerlo, entonces ya no podréis ver LA VIDA y la SALUD igual que antes.

¿Cuántas veces al día oímos hablar de las enfermedades psicosomáticas, cuántas veces leemos sobre este tema en los periódicos, en la prensa en general?

Estamos convencidos que el estrés tiene consecuencias sobre nuestra salud; que el ritmo de vida actual nos pone enfermos.
Las dolencias que no podemos explicar las catalogamos como enfermedades psicosomáticas y todos hemos experimentado que después de un estrés o un choque emocional no nos sentimos bien.

Las canciones hablan del mal de amores, de las penas del corazón, los poemas también. Las expresiones populares, portadoras de la antigua sabiduría del sentido común y de nuestro patrimonio cultural, ilustran de forma muy gráfica nuestras diferentes experiencias vitales y sus repercusiones sobre el pericardio/corazón:

- Tener el corazón en un puño,
- un corazón de piedra
- el corazón encogido
- tener un corazón de oro
- tener una corazonada

- tener el corazón ligero
- el corazón partido
- el corazón que se sale del pecho
- tener el corazón contento
- me explotó el corazón

«El corazón tiene razones que la razón ignora».
Con-razón.

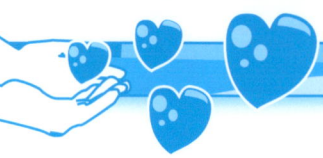

Al hablar de penas, hablamos del corazón, pero en realidad es el pericardio quien recibe y amortigua los impactos y sufre sus consecuecias, por lo menos al principio.

Es el pericardio quien maneja el stress y todas las agresiones que llegan al corazón, tanto las grandes alegrías que nos hacen «explotar» el corazón, como los golpes duros que pueblan nuestra existencia dejando en nuestro corazón/pericardio/cuerpo huellas indelebles.
El Pericardio está allí justamente para evitar que el corazón se distraiga de su función vital, lo cual nos pondría en peligro de muerte !

Quisiera con esta reflexión colaborar en el acercamiento entre la poesía y la ciencia. Repetidas veces he podido observar y sobre todo a medida que este trabajo avanzaba, que las dos hablaban de lo mismo... pero en términos muy distintos.

Querer separarlas, compartimentarlas es quitarles la esencia.

El Ser Humano está constituido por elementos que van de lo más sutil a lo más denso. Y es la unión y la armonía de TODOS nuestros elementos: físicos, emocionales y espirituales, lo que nos permite gozar de buena salud.

Es esta globalidad mágica que hace de nosotros lo que somos:

seres humanos

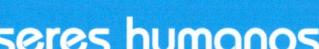

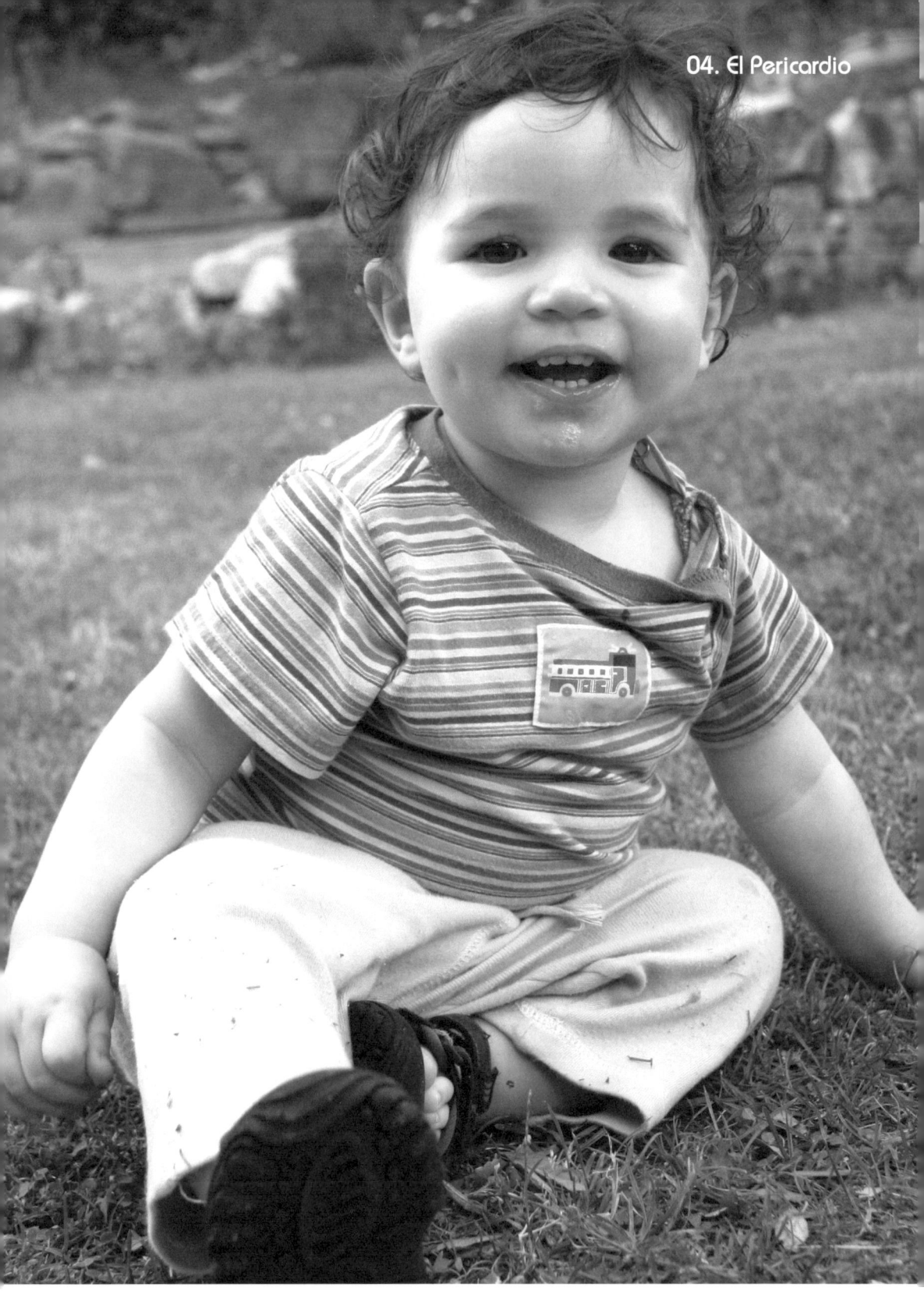

4.2 EL PERICARDIO, ¿quién es?

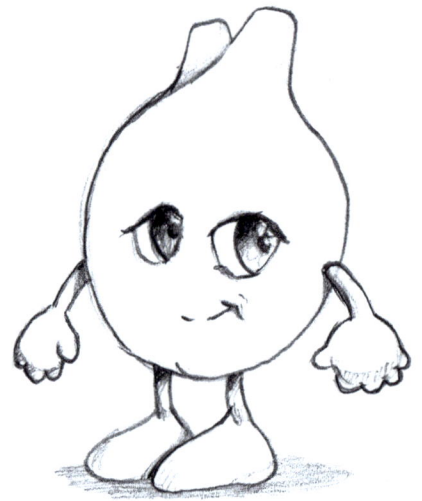

«Anatómicamente, el Pericardio es la membrana que envuelve y protege al corazón».

El corazón es el órgano vital por excelencia. Embriológicamente es el primer órgano que se forma y cuando se para nos morimos.

Podemos sobrevivir con el cerebro parado, con un solo pulmón, un solo riñón, etc. Pero NO sin el corazón.
¿Os dais cuenta de la responsabilidad del Pericardio, que es el guardián del CORAZON...?

Vuelvo a tomar la descripción anatómica:
"El pericardio es un saco fibro-seroso que envuelve al corazón y la base de los grandes vasos. Está compuesto por dos partes:

Pericardio seroso: Se encuentra en el interior, pegado al corazón. Es un órgano de deslizamiento.
Está formado por dos membranas que forman una cavidad virtual: la cavidad pericárdica.

1) El haz visceral o epicardio, está pegado al miocardio. Recubre los vasos coronarios, la grasa de los «sillones» y se prolonga hacia arriba sobre los pedículos vasculares arteriales y venosos.

2) El haz parietal tapiza la cara profunda del pericardio fibroso.

Los dos haces se prolongan a nivel de la línea de reflexión.

Pericardio fibroso: Envuelve el Pericardio seroso.

"Es una membrana fibrosa, gruesa, que cubre exteriormente la lámina parietal de la capa serosa a la que está unida.

La cara externa de este saco pericárdico está reforzada por dos capas de fibras colágenas que se entrecruzan. El saco pericárdico tiene una elasticidad reducida y se opone a una dilatación exagerada del corazón. Este saco fibroso está unido a las paredes por ligamentos que fijan y sostienen el corazón."

En los libros de anatomía y de fisiología leemos que el Pericardio no es elástico. En realidad sus fibras no lo son, pero la disposición entrecruzada de las fibras colágenas le permite una cierta elasticidad para desplazarse y deformarse según los ligamentos que se hayan retraído.

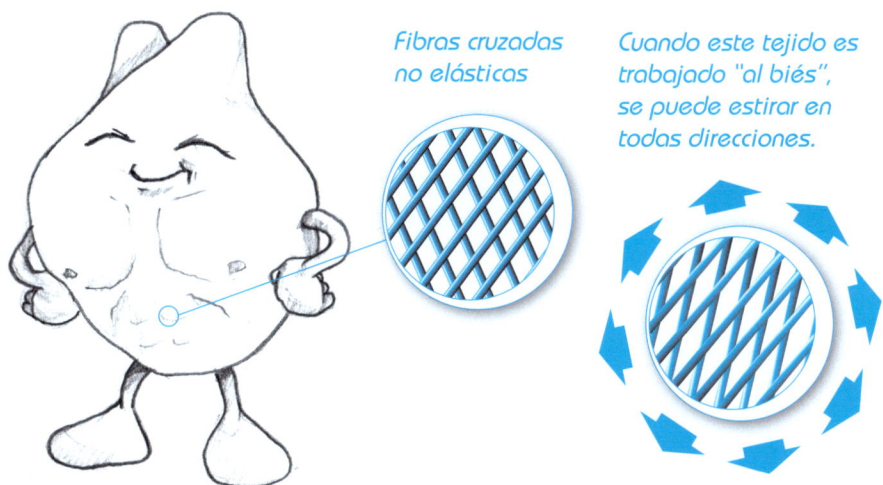

Fibras cruzadas no elásticas

Cuando este tejido es trabajado "al biés", se puede estirar en todas direcciones.

Es como un tejido que no es elástico,
pero que se vuelve elástico al disponer sus fibras al biés.

4.3 ¿Para qué sirve el Pericardio?

El Pericardio protege y sostiene el corazón.

El funcionamiento óptimo del Pericardio es indispensable para LA VIDA, para nuestra vida, para nuestra salud.

En medicina china al Pericardio se le llama el «Maestro Corazón». Cito además los libros de Anatomía y Fisiología:
«El papel principal del Pericardio es el de protección y sostén del corazón:
- Protección física para el deslizamiento del corazón en su interior.
- Su envoltura fibrosa impide al corazón dilatarse demasiado.
- Protección química y bacteriológica.
- Protección traumática.
- Protección en caso de hiperpresión».

Y a todo eso yo le añadiría, aúnque me repita:

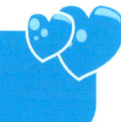

El Pericardio es la barrera emocional del corazón, su guardián y su escudo protector.

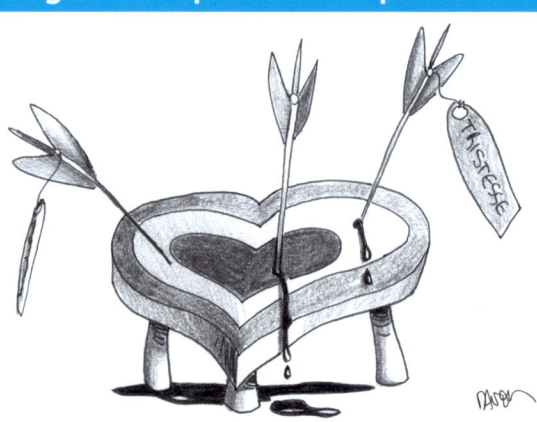

Resumiendo

¿ Porqué el Pericardio es tan importante ?

Porque contiene el corazón.
Por su función indispensable de protección del CORAZÓN.
Por su situación estratégica: en el centro de nuestro cuerpo.
Entre los dos brazos, entre la cabeza y el abdomen.
Entre el cielo y la tierra.
Por sus inserciones anatómicas directas e indirectas.
Por la repercusión que tienen sus disfunciones en la salud global.

¿Cómo funciona el Pericardio?

El Pericardio es el primero que recibe el impacto emocional retrayéndose y cerrándose según la intensidad, o la capacidad de la persona
para digerir el estrés presente.
Funciona exactamente como una célula.
Esta retracción adaptativa a este choque emocional, se suma a otras
más antiguas y no resueltas de las cuales el Pericardio guarda la memoria.(Lo mismo sucede a nivel de las membranas celulares).
Esto hace que cuanto más se avanza en edad y más situaciones afec-
tivas o emocionales difíciles se han vivido, más retraído está nuestro
Pericardio que se ha puesto duro, contraído, cerrado y doloroso.

**El Pericardio guarda la memoria emocional de todas
nuestras vivencias (como la membrana celular).**

Si nuestras células llevan la memoria de toda la evolución de la vida,
¡es evidente que pueden guardar la memoria de nuestras vivencias
dolorosas !

Si el Pericardio está retraído, quiere decir que hemos sufrido y a veces lo insoportable, al punto de tener que cerrar nuestro corazón para no sentir y no sufrir más.

Puntualmente, esta reacción-retracción fisiológica está hecha para salvarnos la vida.

Pero si no somos capaces de comprenderla para poder resolverla o revertirla, con el tiempo nos ahoga, nos comprime el corazón y nos puede provocar síntomas diversos y variados que si no los sabemos descifrar, ni comprender, se transformaran en patologías complicadas y difíciles de resolver...

PROVIENIENDO TODAS DE LA MISMA FUENTE

Cuando nuestro corazón no va bien, cuando lo olvidamos, cerrándolo e ignorando nuestra esencia de seres de Amor, seres humanos, seres espirituales; es nuestro Pericardio quien hace sonar la alarma para que reaccionemos y conectemos nuevamente con el sentido y la dirección de nuestra vida.

Si podemos encontrarle el sentido a nuestro sufrimiento.

Si somos capaces de ir más allá, de extraer las enseñanzas necesarias de los acontecimientos vividos; entonces podremos vivir cada experiencia como un regalo de la vida que será más o menos agradable según nuestra actitud.

Podremos ver que el único objetivo de cada vivencia es hacernos crecer y evolucionar como seres humanos.

Podremos reencontrar la paz en el alma (o en nuestras células).

Nuestro Pericardio podrá abrirse o cerrarse según las situaciones, adaptarse a los acontecimientos con flexibilidad y no complicarse LA VIDA por poca cosa.

El Pericardio es el guardián de nuestra conciencia, de nuestra esencia, de nuestra alma, de nuestra espiritualidad.
Es nuestro Pepito Grillo.

4.4 Donde se encuentra El Pericardio?

En el centro.

El pericardio/corazón se encuentra en el plano medio y sobre la línea media de nuestro cuerpo.

Entre nuestros brazos.
Nuestros brazos, nuestras manos sirven para comunicar, para tocar, para abrazar, para sanar, para alimentar, para acariciar, para llevar y están directamente relacionados a nuestro corazón.

El corazón sufre cuando no puedo tomar el ser querido en mis brazos. Hablamos de abrazar a alguien contra nuestro pecho o llevarlo en el corazón.

Embriologicamente el corazón es el primer órgano que se forma y el primero que se detiene cuando morimos.

4.5 Un poco de anatomía

Si bien mis reflexiones se basan fundamentalmente en la observación tanto clínica, como anatómica, funcional y neurofisiológica, cito nuevamente la Anatomía académica para poder facilitar la comprensión de las conclusiones que saco en los capítulos siguientes:

"RELACIONES ANATÓMICAS DEL PERICARDIO:

Por delante: con la pared torácica, las pleuras mediastinas y los pulmones que se insinúan entre el Pericardio y la pared.

Por detrás: con los órganos del mediastino superior, sobre todo con el esófago y la aorta.

Lateralmente: apenas separado de las pleuras mediastinas por una capa fina de tejido blando, que contiene los nervios frénicos y los vasos diafragmáticos superiores.

Por abajo: reposa sobre el centro frénico del Diafragma y está separado de él por un tejido celular adiposo.

Por arriba: el saco fibroso se separa de la lámina parietal, a lo largo de la línea de reflexión de la serosa y se prolonga por la superficie de los grandes vasos confundiéndose con su túnica externa."

'1

MEDIOS DE FIJACIÓN DEL PERICARDIO

Ligamentos Esterno-Pericárdicos:

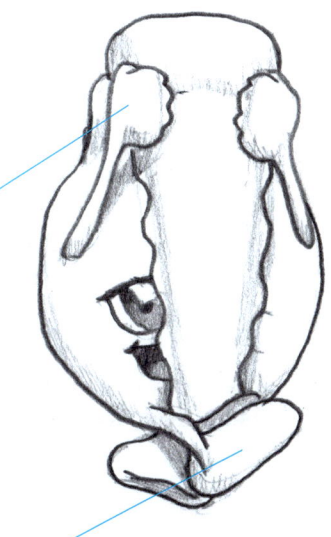

Superior: va de la cara interna del manubrio esternal y las dos primeras articulaciones condroesternales, a la parte antero-superior del Pericardio, justo por delante de los grandes vasos. Sus fibras van hacia abajo y atrás y es plano de delante hacia atrás.
Forma una lámina triangular, vertical y frontal.
Es una prolongación de la lámina profunda de la aponeurosis cervical media.
Entre el esternón y el pericardio, se encuentra el TIMO.

inferior: va de la extremidad inferior del esternón y la apófisi Xifoides a la cara anterior del saco pericárdico.
Es medial y sagital. Se dirige hacia atrás.
Forma una lámina triangular horizontal.

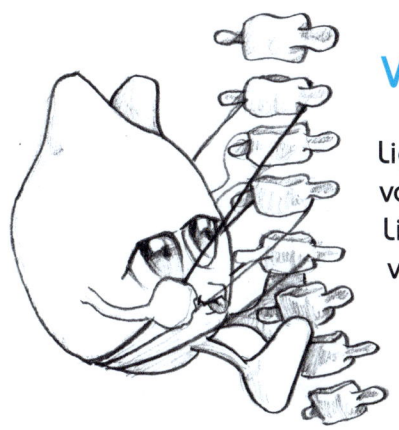

Ligamentos Vértebro pericárdicos:

Ligamento vertebro-pericárdico superior va de la 6ª a la 7ª vértebra cervical.
Ligamento vertebro-pericárdico inferior va de la 1ª a la 4ª vértebra dorsal.

(El plexo braquial está directamente influenciado por estos ligamentos)

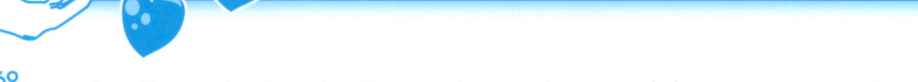

Sus fibras descienden hacia abajo y hacia adelante, y se terminan:
- La superior derecha en la arteria pulmonar
- La superior izquierda en el cayado aórtico.
- Las inferiores sobre la cara lateral de la aurícula izquierda

Ligamentos freno-pericárdicos:

Son extensiones de la fascia endotorácica
(capa fibrosa que recubre la capa parietal de la pleura).

Anterior: en forma de V, enlaza el borde anterior de la base del Pericardio con la hoja anterior del centro frénico.
Derecha: fija el Pericardio a la hoja derecha del centro frénico.
Izquierda: fija el borde posterior izquierdo del Pericardio a la parte posterior de la vena cava inferior.

Los tres fijan el saco pericárdico al centro frénico dejando un espacio de deslizamiento: **el espacio portal.**

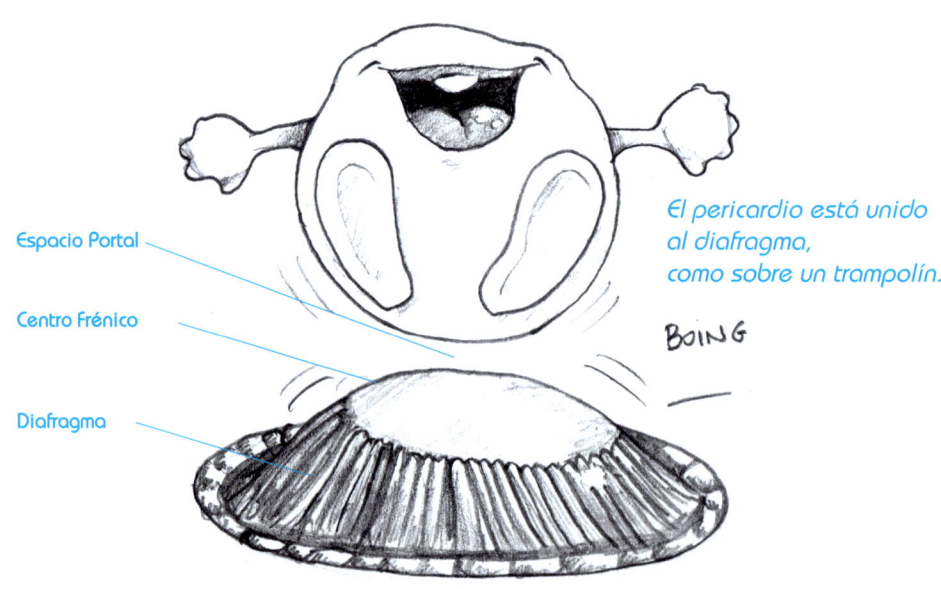

Espacio Portal

Centro Frénico

Diafragma

El pericardio está unido al diafragma, como sobre un trampolín.

BOING

Ligamento Tiropericárdico:

Tendido entre la cara anterior del Pericardio y el borde inferior de la Tiroides.

Contiene el tronco venoso braquio-cefálico.

Hacia arriba se confunde con la vaina visceral del cuello, que se inserta en la base del cráneo sobre los tubérculos faríngeos de la parte basilar del occipital.

Transmite todos los desequilibrios mediastínicos al cuello a la base del cráneo, repercutiendo directamente en la Esfeno-basilar.

Une el Pericardio a la base del cráneo.

Forma la capa posterior del saco que contiene el timo, situado entre la lámina tiro-pericárdica por detrás y el ligamento esterno-pericárdico superior por delante.

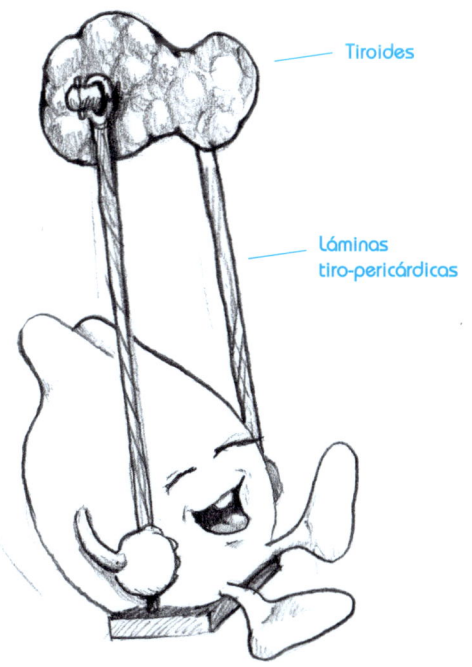

Tiroides

Láminas tiro-pericárdicas

El pericardio se balancea colgado de la tiroides por los ligamentos tiro-pericardicas

Ligamentos víscero-pericárdicos:

Son tractos fibrosos, un poco accesorios que vinculan al Pericardio con el esófago, la tráquea, los bronquios y las venas pulmonares.

No tienen mucho interés desde el punto de vista de la fijación, pero tienen una gran importancia a nivel funcional.

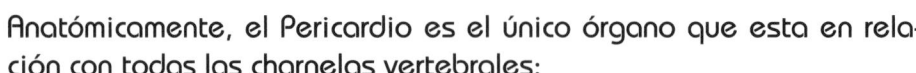

Anatómicamente, el Pericardio es el único órgano que esta en relación con todas las charnelas vertebrales:

Occipital / Atlas: a través de la lámina tiropericárdica que se prolonga por la vaina visceral del cuello y se inserta en la parte basilar del occipital (sobre los tubérculos faríngeos) y la esfeno-basilar.

Cérvico / Dorsal: por los ligamentos vértebro-pericárdicos.

Dorso / Lumbar: a través de los pilares del diafragma.

Lumbo / Sacra: por las aponeurosis de los pilares del diafragma que se continúan con el músculo psoas-llíaco.

RESUMEN ANATÓMICO

Órganos y otros elementos que están en relación directa con el Pericardio y son directamente influenciados por su estado y su funcionamiento:

- Las pleuras mediastínicas, los pulmones, la tráquea.
- El esófago, y cardias que es la entrada del estómago.
- Los vasos diafragmáticos superiores, el pedículo pulmonar, arteria y vena pulmonar, el cayado aórtico, la aurícula izquierda, la vena cava inferior, la vena porta, el tronco venoso braquio-cefálico.
- El centro frénico del diafragma.
- El esternón y las dos primeras articulaciones condro-esternales.
- Las dos primeras costillas.
- De la sexta vértebra cervical a la cuarta dorsal: el plexo braquial.
- El Occipital y la base del cráneo.
- El Tiroides.
- El Timo.
- Los nervios frénicos, que son nervios motores, sensitivos y neurovegetativos y tienen una acción sobre la vena cava inferior y la cápsula suprarrenal derecha.
- El ganglio estrellado o ganglio simpático cérvico-dorsal, forma parte del sistema nervioso neurovegetativo, también llamado sistema nervioso autónomo, ya que no depende del cerebro.

Un poco más de Anatomía:

El sistema nervioso autónomo, SNA o Sistema Neurovegetativo, es inconsciente, involuntario e independiente del cerebro y del Sistema Nervioso Central SNC, aunque estén estrechamente ligados. Regula nuestras funciones vegetativas, que son las que nos mantienen en vida.
Se ocupa del mantenimiento constante del medio interno del organismo: la nutrición, el metabolismo, la adaptación, y la reproducción. Asegura la HOMEOSTASIS, o sea el equilibrio metabólico del individuo. Comprende dos sistemas sinérgicos y complementarios:
- el sistema simpático
- el sistema parasimpático

UN POCO MÁS A FONDO en la ANATOMIA
(si te aburre sáltatelo)

Los centros superiores neurovegetativos son:

- El Córtex sub-orbitario y el córtex pre-frontal: centros reguladores del psiquismo, la conciencia y las funciones vegetativas.

- El Tálamo: es una verdadera central de alarma del organismo.
Recibe las informaciones sensitivas y sensoriales, las analiza antes de transmitirlas al córtex cerebral. Cuando hay estímulos que provocan miedo hace sonar la alarma.

- El Hipotálamo: situado bajo el Tálamo y debajo de la Hipófisis, unido a ella por el tronco pituitario. Regula el metabolismo del agua, el sueño, la temperatura, actúa sobre la conciencia y sobre el siquismo. Regula las secreciones hormonales de la Hipófisis. Secreta la hormona antidiurética o vasopresina que controla el agua del organismo y la hormona occitocina que es considerada como la hormona del amor (ver los trabajos del Dr. Michel Odent), estimula las contracciones uterinas durante el parto y durante el orgasmo.

- **La Hipófisis,** (o glándula pituitaria) recubierta por la duramadre, por la tienda del cerebelo y las paredes del seno cavernoso.
Vascularizada por las ramificaciones de la arteria Carótida interna .
Es el director de orquesta del sistema hormonal, controla: la tiroides, las glándulas córtico-suprarrenales, las gónadas, el metabolismo basal, las funciones sexuales, el crecimiento, el páncreas, el equilibrio del agua, y la lactancia.

- **La Epífisis o glándula Pineal:** (Descartes la consideraba como la sede del alma y es el lugar del tercer ojo en la cultura hinduista).
Segrega la melatonina inhibidora de la acción del hipotálamo y de la hipófisis sobre las glándulas sexuales e influencia los mecanismos hormonales de la reproducción: espermatozoides y ciclo menstrual.

- **Las vías de la Sustancia Blanca:** son vías de asociación y conducción de los influjos corticales inter o intrahemisféricos.
Su acción es muy importante en la transmisión del influjo de origen síquico o sensorial, hacia los centros superiores neurovegetativos.
Entre ellos están el cuerpo calloso y el rinencéfalo.

- **La sustancia reticular:** situada en el tronco encefálico, entre los núcleos de los nervios craneales y las grandes vías ascendentes y descendentes. Regula el ciclo sueño-vigilia, así como la concentración y el aprendizaje pues hace falta concentrarse para activar el córtex pero también seleccionar las informaciones conscientes; ésto se hace gracias a la sustancia reticular.

- **Los núcleos neurovegetativos de los nervios craneales.**
entre otro, regulan las funciones de los nervios craniales:
- miosis/midriasis,
- secreción de las glándulas salivares y de las glándulas parótidas,
- secreción de la mucosa oro-faríngea,
- sensibilidad de la lengua,
- secreción de las glándulas lacrimales,
- secreción de mucus nasal.

Debo llevar la atención y hacer una mención MUY especial a la gran estrella de nuestro cuerpo, poco conocida, y tan importante:

EL GANGLIO ESTRELLADO

¡El solo es capaz de desbaratar todo nuestro cuerpo, cuando el Pericardio no va bien!

Asa subclavia: sale del ganglio simpático cervical intermedio, desciende y rodea la arteria subclavia y va al ganglio simpático o estrellado (cérvico-dorsal) situado justo debajo.

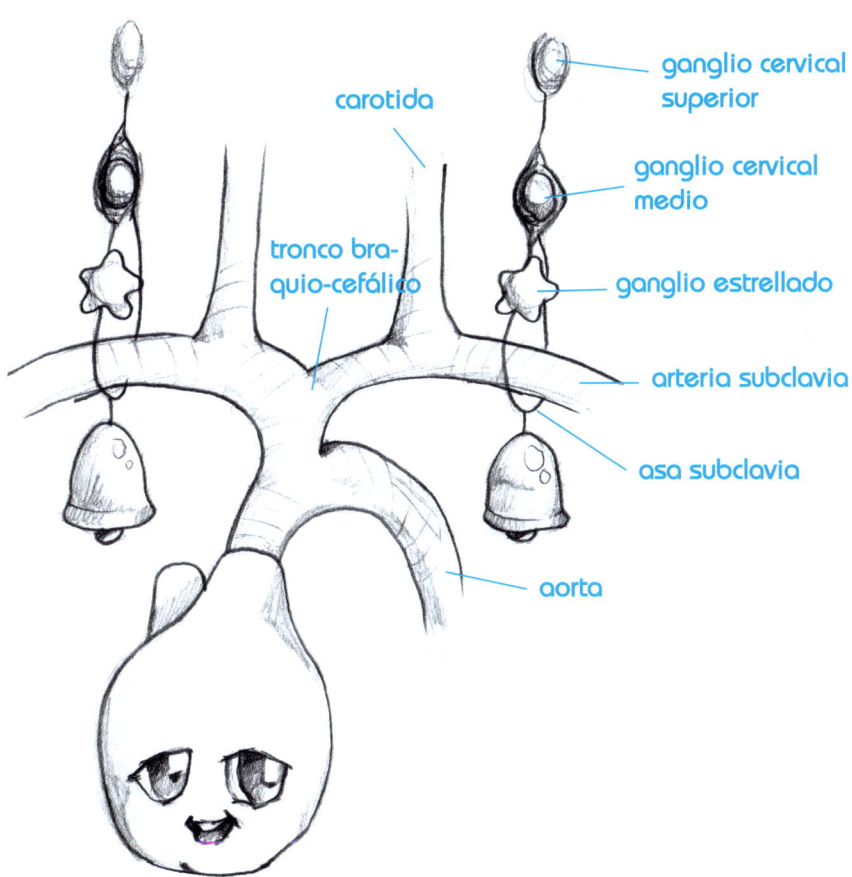

carotida

ganglio cervical superior

ganglio cervical medio

tronco bra-quio-cefálico

ganglio estrellado

arteria subclavia

asa subclavia

aorta

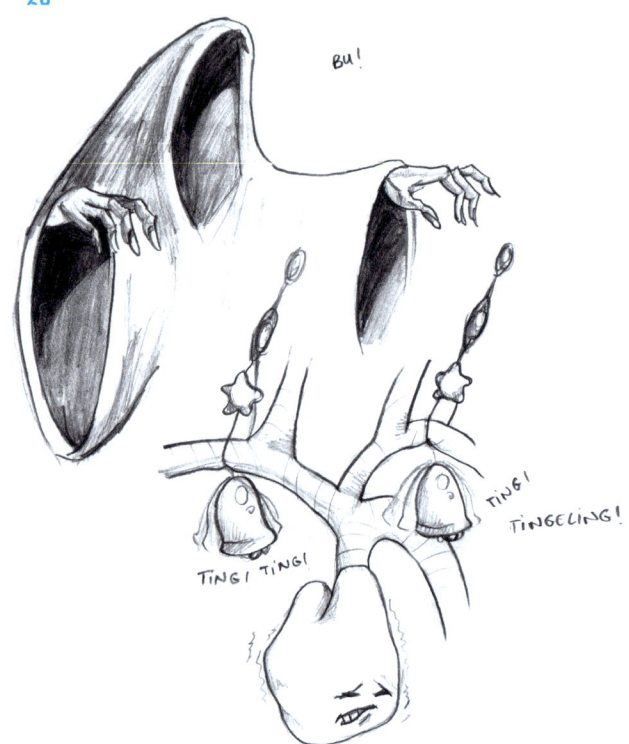

BU!

TINGI
TINGELING!

TINGI TINGI!

frente a un impacto emocional el Pericardio al retraerse protege el corazón y
¡nos salva la vida!

Pero...

...al retraerse, se lleva con él al tronco branquicefálico, tirando hacia abajo del asa sub-clavia como si fuera una campanilla de alarma que despierta todo el sistema simpático, comenzando por el ganglio estrellado.
El ganglio estrellado tira del ganglio intermedio, éste tira del ganglio cervical medio que tira a su vez del ganglio cervical superior. El ganglio cervical superior actúa sobre el tronco encefálico, las vías de asociación, la epífisis, la hipófisis, el hipotálamo, el tálamo, el córtex y la amígdala.
De este modo se crea una reacción de alarma en cadena que repercute instantáneamente sobre TODAS las células el organismo.

A través de mi observación y mi práctica cotidiana fui descubriendo que todas las fibras simpáticas entrelazadas, situadas estratégicamente detrás del Pericardio y debajo del cayado aórtico, así como el asa subclavia, están hechas para captar la mínima reacción del Pericardio y poder transmitirla instantáneamente al sistema límbico.

Según la naturaleza o la intensidad del impacto emocional y la reacción a nivel del asa subclavia, el ganglio estrellado y el sistema simpático puede ser exitado o inhibida, dando síntomas bien distintos y diversos.

La mínima emoción provoca una reacción-retracción del Pericardio que se transmite instantáneamente al sistema nervioso neurovegetativo creando una reacción más o menos intensa y GENERALIZADA, con una descarga masiva del sistema simpático: la adrenalina.

La Vía real que recorren las emociones comienza exactamente en el Pericardio, el cual tira de los ganglios estrellados, activando a partir de ellos, todo el sistema simpático y nervioso.
Observando la anatomía de esta manera podemos decir que la naturaleza es maravillosa.

Resumiendo y retomando el esquema del Dr. David Servan Schreiber en su libro «La Curación Emocional», Ed. Kairós:

El miedo hace reaccionar al Pericardio (1). Al retraerse, tira del ganglio estrellado (2) que a su vez envía información simpática al centro cardiorrespiratorio del tronco encefálico (3) de allí, el estímulo sigue hacia el tálamo y llega a la amígdala (4) y al córtex cerebral (5).

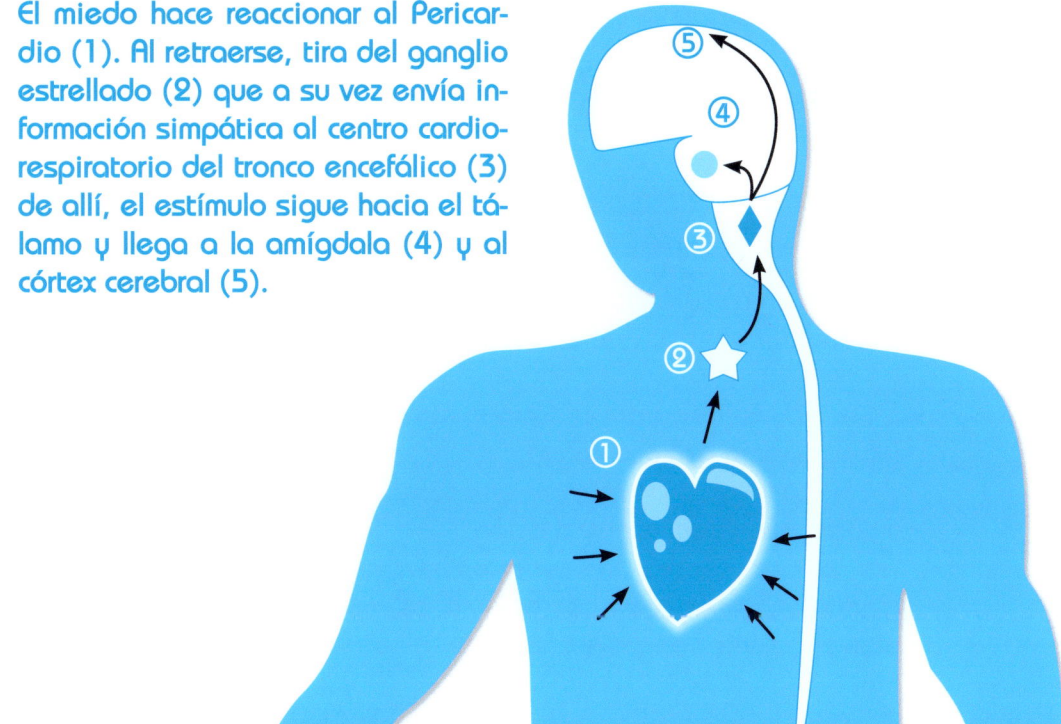

4.6 Cuando el Pericardio va bien, ¡todo va bien!

Pero cuando no va bien...

Gracias a esta cuidadosa protección del Pericardio el corazón puede estar relajado, tranquilo y cumplir con su trabajo vital, incluso en caso de un fuerte estrés emocional.

Es el Pericardio quien nos salva la vida en el instante mismo de un acontecimiento traumático.

> El funcionamiento del Pericardio condiciona la homeostasis y la mecánica global del cuerpo, o dicho de otro modo: «¡¡CUANDO EL PERICARDIO VA BIEN TODO VA BIEN!!»

PERO...

Frente a un choque emocional, que puede llegar a ser incluso más violento y doloroso que un puñetazo sobre el esternón:

1/ El Pericardio reacciona retrayéndose para protegerse, (exactamente como la célula)

2/ Esta retracción provoca un acortamiento de uno o más ligamentos que aseguran su fijación.

3/ Esto tendrá una repercusión directa sobre los órganos, glándulas, vasos, nervios, membranas, músculos, huesos y otros elementos vecinos y distantes.

Cada persona reacciona de forma distinta frente a un estrés emocional. Incluso frente a una situación similar las reacciones de distintas personas pueden ser muy variadas. Por ejemplo, frente a un divorcio o un duelo: una persona tiene una depresión, otra un infarto, una tortícolis, una lumbalgia, vértigos, un nudo en el estómago, otra tiene estreñimiento, otra presenta dificultades respiratorias o asma, insomnio, mientras unas adelgazan, otras engordan, otras tendrán problemas de visión, acúfenos; algunas se verán aliviados y respirarán por fin, etc.

Cada ser humano es único y frente al mismo estímulo reaccionará a su manera, según su vivencia, la vivencia de sus padres y ancestros... En definitiva según su propia historia.

Lo interesante es que a todos les afectó en el mismo lugar:

en el corazón/Pericardio.

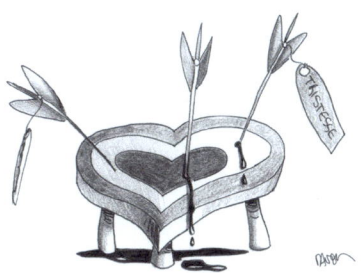

Apoyándome en la anatomía que os acabo de describir, de forma resumida pero funcional y que espero haya sido clara, os voy a detallar varias sintomatologías que un Pericardio en disfunción (que no funciona bien del todo) puede provocar.

Esta lista es evidentemente exhaustiva, y como vais a ver, incluye patologías que se llaman a menudo «funcionales», «esenciales», o «idiopáticas», lo que en otros términos significa que físicamente o estructuralmente no presentan ninguna alteración que las pueda explicar. Una disfunción o enfermedad funcional es cuando hay un órgano que funciona mal, pero no está afectado físicamente.

Estadísticamente se dice que el 80% de las enfermedades o patologías son «funcionales».

1/ Trastornos cardiovasculares:

- Arritmias, taquicardias, extrasístoles, tensión arterial descompensada, hipertensión, soplos cardíacos.

Todos estos fenómenos pueden estar provocados por una compresión, un estiramiento y/o una torsión del Pericardio, que repercute en su inserción a nivel de la Aorta. Esta alteración puede afectar:

- El funcionamiento valvular, provocando estenosis o insuficiencia aortica.
- Los baro-receptores y mecano-receptores situados en la Aorta, en la Carótida y la arteria sub-clavia, que influyen en la tensión arterial y el mecanismo cardíaco,
- El centro cardio-respiratorio situado en el troco encefálico.
- El nervio cardíaco que proviene directamente del ganglio estrellado.

- Edema de los brazos, parestesias (hormigueos) en las manos y miembros superiores, diferencias de tensión arterial entre el brazo derecho y el izquierdo.

Éstos síntomas pueden estar ocasionados por:
- Una compresión del plexo braquial por la primera costilla.
- Una disfunción del ganglio estrellado que da un haz nervioso simpático que envuelve la arteria subclavia, perturbando de ese modo su motricidad por vasoconstricción o vasodilatación.

- Dilatación de la Aorta intra-torácica.

Ocasionada por una retracción de los ligamentos freno-pericárdicos, que cierran el diafragma y comprimen la Aorta a su paso a través de él, lo cual impide a la sangre de circular libremente hacia abajo y crea una hipertensión y/o una dilatación aórtica intratorácica.

- Disección aórtica.

Debido al impacto anormal causado por la presión sanguínea sobre la capa íntima de la Aorta que está en torsión. Esto con el tiempo puede provocar una disección aórtica.

2/ Trastornos digestivos:

- Disfagia (dificultad para deglutir), pseudo hernia hiatal, «pesadez» a nivel del epigastrio, reflujos ácidos, digestiones difíciles, gastritis, esofagitis.

Ocasionados por compresión del Pericardio sobre el esófago, o sobre la entrada del estómago (cardias).

- Dolor precordial en el momento de la defecación.

Ocasionado por solicitación del nervio frénico.

- Sensación de bola en la garganta.

Ocasionada por una tensión mediastínica.
Ocasionada por irritación del haz simpático que sale del ganglio estrellado.

3/ Trastornos respiratorios:

- Disnea (dificultad para inspirar en profundidad), suspiros, punzadas en el costado al inspirar, tos seca irritativa.

Ocasionados por compresión del nervio frénico y retracción de la parrilla costal.

- Neumotórax espontáneo.

El Pericardio al retraerse tira de las pleuras y las pone en tensión, si la tracción es muy fuerte, esto puede conllevar un pneumotórax llamado espontáneo ya que aparece espontaneamente con algun movimiento.

- Asma.

Ocasionada por inhibición del nervio frénico que es el nervio de la inspiración.

- Traqueitis.

Por irritación del haz simpático que sale del ganglio estrellado.

4/ Trastornos músculo-esqueléticos:

- Dolor esternal.

Por retracción de los ligamentos esterno-pericárdicos y compresión del timo.

- Dolor precordial con irradiación hacia el brazo (parecido a la angina de pecho).

Por retracción de los ligamentos esterno-pericárdicos superiores que cierran las dos primeras costillas y comprimen el plexo braquial.

- Dolores intercostales, principalmente de la primera a la cuarta costilla, por tensión de los ligamentos vértebro-pericárdicos y es-terno-pericárdicos superiores, que cierran los espacios intercostales comprimiendo los nervios intercostales.

- Cervicalgias bajas, dorsalgias altas, con la sensación de llevar una pesada medalla de piedra colgada del cuello.
Por tensión de los ligamentos vértebro-pericárdicos.

- Pseudo síndrome del canal carpiano, tenosinovitis de los flexores, síndrome cubital.
Como consecuencia de una compresión de la raíz del nervio C8, por la primera costilla.

5/ Trastornos hormonales:

- Hipertiroidismo, hipotiroidismo, trastornos del crecimiento, trastornos sexuales, etc.
- Por estiramiento/compresión de la glándula tiroides a través del ligamento tiro-pericárdico.

- Por una acción sobre la **sínfisis esfeno-basilar** (base del cráneo) vía la aponeurosis faríngea, con repercusión sobre la hipófisis y la epífisis. O vía el ganglio estrellado hacia la hipófisis y el tálamo, con incidencia directa sobre todo el sistema hormonal.

- Por retracción del ligamento **freno-pericárdico** que cierra el diafragma y comprime con sus pilares las arterias suprarrenales.

6/ Trastornos inmunitarios:

- Acción directa sobre el Timo y el Bazo.
La retracción de los ligamentos esterno-pericárdicos comprime el Timo comprometiendo la fabricación de linfocitos T.

- Bloqueo de la parrilla costal y disminución de la fabricación, en la médula ósea de las costillas, de las células sanguíneas.
La disfunción de los nervios frénicos provoca dificultad para inspirar. Poco a poco el paciente respira más superficialmente y cada vez más por el vientre. Como consecuencia la parrilla costal reduce sus movimientos normales de respiración y la función hematopoyética de las costillas (30% de la función global) se ve disminuida.

- Disminución de la secreción de inmunoglobulinas A.
Una excitación neurovegetativa simpática sostenida repercute a nivel de la piel y las mucosas, disminuyendo la fabricación de inmunoglobulinas A, que se encuentran en la primera línea de comunicación y defensa

del organismo: sobre las mucosas de la nariz, garganta bronquios, intestino y vagina, provocando una inmunodeficiencia.

7/ Trastornos linfáticos:

- Adenopatías, linfomas, linfoedemas.

- Por compresión de la cisterna linfática debido a la acción de los ligamentos freno-pericárdicos sobre el diafragma y sus pilares.
- Por compresión del desfiladero del canal torácico, por la primera costilla izquierda, debido a una retracción del Pericardio que tira de la arteria sub-clavia, o a una retracción del ligamento esterno-pericárdico superior derecho, lo cual puede provocar un estancamiento de la linfa en el mediastino, aumentando el volumen de los nodos mediastinos.

8/ Trastornos posturales:

- Falsa pierna corta.

Por tensión diafragmática transmitida a los pilares, con repercusión sobre el psoas, la pelvis y el miembro inferior.

- Escoliosis, cifo-lordosis.

La columna se adapta y sigue al Pericardio/corazón para protegerlo. Según los ligamentos en retracción, presentará una rotación escoliótica a la derecha o a la izquierda, con cifosis más o menos pronunciada.

9/ Trastornos visuales:

- Anisocoria, lagrimeo, conjuntivitis, pérdida de la agudeza visual.

Por inhibición o excitación de los haces nerviosos simpáticos que provienen del ganglio estrellado. Torsión de la base del cráneo con repercusiones a nivel de la hendidura esfenoidal.

10/ Trastornos auditivos:

- Acúfenos, hipo-acusia funcional, otalgia, ...

Por acción de los músculos escalenos, sobre la primera y segunda costilla y las apófisis transversas de las vértebras cervicales de C2 a C7. Los escalenos continúan hacia arriba con el músculo largo del cuello, que se inserta bajo la parte basilar del occipital y pone en disfunción la base del cráneo y los peñascos de los temporales.

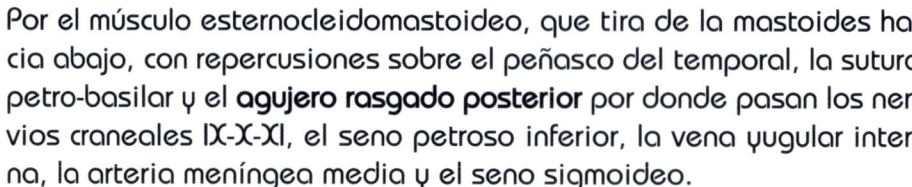

Por el músculo esternocleidomastoideo, que tira de la mastoides hacia abajo, con repercusiones sobre el peñasco del temporal, la sutura petro-basilar y el **agujero rasgado posterior** por donde pasan los nervios craneales IX-X-XI, el seno petroso inferior, la vena yugular interna, la arteria meníngea media y el seno sigmoideo.

- Sordera de percepción, problemas de equilibrio y vértigos.

En el interior de los peñascos temporales se encuentran los nervios auditivos (VIII par craneal), que están formados por la unión de dos nervios: el coclear, que se ocupa de la audición, y el nervio vestibular encargado del equilibrio. En caso de disfunción del nervio coclear, puede aparecer sordera de percepción. Si el afectado es el nervio vestibular, pueden aparecer problemas de equilibrio y vértigos.

11/ Trastornos neurológicos:

- Vértigos.

En caso de disfunción del peñasco del temporal con repercusiones sobre el nervio vestibular, pueden aparecer vértigos llamados de Méunières:con acúfenos, sordera y caídas, debidas a la inestabilidad.

- Neuralgia facial, neuralgia del trigémino, etc.

Por disfunción del peñasco del temporal.

- Convulsiones de tipo epiléptico con o sin foco epiléptico.

Por una puesta en tensión con torsión de las membranas intracraneales, que provoca una compresión total o parcial del cerebro. En caso de estrés esta disfunción puede agravarse provocando la aparición de convulsiones.

- Neuralgia cérvico-braquial, etc.

Por compresión del plexo braquial a nivel de la 1ª. costilla.

- Otras enfermedades degenerativas del sistema nervioso.

Por mala vascularización del cerebro. Del ganglio estrellado salen dos haces nerviosos que envuelven las arterias vertebral y carótida responsables de la vascularización del cerebro. En caso de excitación o inhibición de este ganglio, estos haces nerviosos provocarán una vasoconstricción o vasodilatación de estas arterias, afectando directamente el riego sanguíneo cerebral.

12/ Trastornos craneales:

- Migrañas, migrañas ópticas, cefaleas.

En caso de retracción del Pericardio, éste tira de sus inserciones en las apófisis faríngeas, poniendo la sínfisis esfeno basilar en extensión y cerrando los **agujeros rasgados posteriores** (por donde pasa el seno petroso inferior, la vena yugular interna y el seno sigmoide).

- Mala oclusión

Por tensión de los escalenos y de los esternocleidomastoideos se crea una torsión de la base del craneo y un desequilibrio de las articulaciones temporo-mandibulares.

Por extensión de la sínfisis esfeno-basilar, lo cual tira hacia abajo las apófisis palatinas del esfenoides y de los dos huesos palatinos, cerrando el paladar y los senos maxilares.

13/ Trastornos hematológicos:

- Anemia, plaquetopenia, alteraciones diversas de la fórmula sanguínea.

Por disfunción de las costillas y disminución de su capacidad hematopoyética.

A cada movimiento respiratorio; sobre todo en la inspiración, las costillas se mueven y su función hematopoyética es estimulada. Esta función consiste en la fabricación de 1/3 de la fabricación total de las células sanguíneas. Cuando el Pericardio esta bloqueado y el nervio frénico también, los movimientos respiratorios torácicos disminuyen y las costillas fabrican menos células sanguíneas. Esto se puede traducir por una anemia, u otras alteraciones "inexplicables" de las plaquetas, de los glóbulos blancos,..

14/ Trastornos de comportamiento:

- Tristeza, depresión, angustia, pesimismo, ansiedad, trastornos de la concentración.
- Ganas de morirse, de suicidarse.
- Agresividad, rabia incontrolada.
- Sensación de cabeza «espesa o turbia».
- Ataques de pánico.

A partir del ganglio estrellado salen ramas que acompañan los vasos sanguíneos y los nervios craneales hacia el sistema límbico y las formaciones neurológicas superiores, que están directamente relacionadas con nuestras emociones por la secreción de serotonina.

15/ Trastornos del Sueño:

- Sueño ligero o alterado.
- Insomnio.
- Pesadillas.

La tracción del Pericardio a nivel del agujero occipital provoca una compresión de la sustancia reticular que se encuentra en el tronco encefálico, la cual rige los ciclos de sueño y vigilia.

La sínfisis esfeno-basilar en extensión (es decir hacia abajo), tensiona las membranas intracraneales que se insertan en la silla turca y envuelven la epífisis y la hipófisis. La exitación/inhibición de la epífisis puede provocar un desajuste en la secreción de melatonina con sus posibles consecuencias en la regulación del sueño.

Algunas observaciones personales

Muchos pacientes acuden a mi consulta con diagnósticos diversos y poco precisos como:

- Fibromialgia
- Mialgia
- Polineuritis
- Poli-Radículo-Neuritis
- Neuropatía
- Síndrome Depresivo
- Miastenias

- Poliartritis Reumatoide
- Fibrosis Pulmonar Primitiva
- Trastornos Digestivos, Epigastralgias
- Trastornos Obsesivo-Compulsivos
- Rasgos Esquizoides
- Trastornos de Comportamiento
- Etc.

En todos estos casos he encontrado el Pericardio en disfunción.

4.7 La mirada de otras medicinas
sobre el Pericardio

Al comprender la importancia "vital" del Pericardio en el organismo humano, comencé una interminable serie de confirmaciones que día a día me sorprenden y me animan a continuar profundizando en esta nueva visión de la salud.

Me interesé por la mirada que otras medicinas llevaban sobre el Pericardio.

Y he aquí lo que encontré:

Medicina China

El Pericardio es el «Maestro Corazón»

Transcribo algunas citas, que me parecen muy interesantes, del libro **Principios Fundamentales de la Medicina China, de MACIOCIA:**

«Las Funciones del Maestro Corazón

El Maestro Corazón está íntimamente relacionado con el corazón. Tradicionalmente, las funciones del Maestro del Corazón son consideradas como las de una protección extrema del corazón contra los ataques de factores patógenos externos.

En el capítulo 71 del Eje Espiritual se lee: el corazón es el emperador que gobierna las 5 vísceras Yin y las 6 vísceras Yang; es el lugar donde reside el Espíritu y es tan duro que ningún factor patógeno puede instalarse ahí. Si el corazón es atacado por un factor patógeno, el espíritu sufre y esto puede acarrear la muerte."

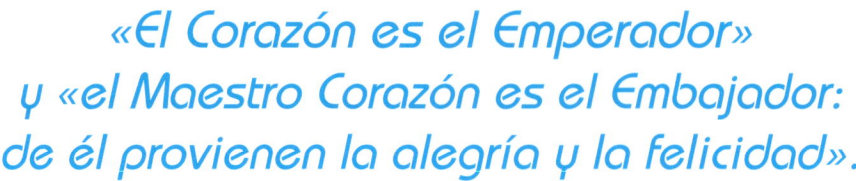

«El Corazón es el Emperador» y «el Maestro Corazón es el Embajador: de él provienen la alegría y la felicidad».

«Según la teoría de las Vísceras, las funciones del Maestro Corazón son más o menos las mismas que las del Corazón:

- Gobierna la sangre

a/ Es a nivel del corazón que se realiza la transformación del Qi de los alimentos en sangre.

b/ El corazón es el responsable de la circulación.

- Alberga el Espíritu

Según la medicina china, la actividad mental y la conciencia «residen» en el corazón, lo que significa que el estado del corazón repercute sobre las actividades mentales y el estado emocional del individuo. Cinco funciones están particularmente afectadas por el estado del corazón:

- · La actividad mental
- · Las emociones
- · La conciencia
- · La memoria
- · El pensamiento
- · El sueño

Desde el punto de vista de los meridianos, el meridiano del Maestro Corazón es bien distinto al del corazón, su esfera de influencia es bien específica y se sitúa sobre todo en el centro del tórax.»

«Como el corazón, el Maestro Corazón tiene una influencia sobre las relaciones que un individuo establece con los demás, y los puntos de su meridiano son frecuentemente utilizados para tratar problemas emocionales debidos a dificultades de relación». P. 104 y 151.

Así es como la medicina china, a través de los meridianos, resume exactamente las conexiones del Pericardio que se pueden observar a nivel anatómico y sus repercusiones a nivel fisiológico."

Con esta mirada, las dos medicinas se encuentran y se completan.

Medicina Ayurvédica

En Medicina Ayurvédica no he encontrado citas específicas sobre el Pericardio, pero hace algunos años leí el libro del *Dr. Deepak Chopra, "Vivre la Santé" (Ed. Stanké, Canadá, 1988)* .

En este libro Chopra describe diferentes síndromes, y el que me llamó especialmente la atención, fue el síndrome del Burn Out.

Por áquel entonces yo aún no estaba volcada en mis investigaciones sobre el Pericardio:

Burn Out según el Dr. Deepak Chopra:

"Fatiga, dolores de cabeza, insomnio, lumbalgias, problemas digestivos, dificultades respiratorias, resfriados persistentes, pérdida o toma de peso. Consiguen sobrevivir racionalizado su comportamiento, absorbiéndose en actividades y pensamientos de carácter obsesivo: irritables, tensos, cínicos y quisquillosos."

¡He aquí una forma simple y completa de describir un Pericadio en disfunción!

Medicina Energética

La medicina energética trabaja el cuerpo a través de los chakras.
El chakra del corazón se llama ANAHATA, es el centro de la energía del AMOR, y de las emociones superiores. Es el centro del ser esencial.
Este centro está vinculado con el arquetipo de la compasión humana.
Este chakra se desarrolla después de un cambio de conciencia, cuando el individuo trasciende su ser para conectarse con el otro.
Cuando la energía emocional está debidamente encauzada se vuelve AMOR puro y devoción (Bhakti).

La aceptación y el **AMOR** incondicional hacia el otro nacen a nivel del **ANAHATA**, un amor puro y sin expectativas.

Su estado nos muestra nuestra forma de relacionarnos con el mundo.

Cito el libro: "Anatomía del Espíritu" de Carol Myss.
EL CUARTO CHAKRA: EL PODER DE LAS EMOCIONES

El 4° chakra es la central eléctrica del sistema energético humano.

Sirve de intermediario entre el cuerpo y el espíritu, y determina su salud y su fuerza. La energía que se desprende de él es de naturaleza afectiva y nos hace progresar en este plano.

La lección espiritual asociada a este chakra es de cómo actuar con el Amor y la compasión. Nos hace tomar conciencia que la energía más poderosa de la que disponemos es la del Amor.

Situación: en medio del pecho.

Vínculo energético entre el cuerpo energético y el mental:
Este chakra vibra al diapasón de nuestras emociones, que ejercen una nfluencia mucho más determinante sobre nuestra calidad de vida que las percepciones del espíritu. En el estadio de la infancia, reacciona- mos a las circunstancias que nos son importantes con un abanico de sentimientos diferentes, tales como el amor, la compasión, la confian- za, la esperanza, la desesperación, el odio, la envidia y el miedo. Una vez que hemos llegado a la edad adulta, uno de los desafíos al que debemos enfrentarnos consiste en conseguir un estado emocional es- table que nos permita actuar con plena conciencia y con compasión.

Vínculo simbólico y perceptual: el 4° chakra más que ningún otro es el testimonio de nuestra capacidad de "desapegarnos y acoger a Dios". La energía que lo caracteriza nos lleva a aceptar las dificultades que nuestro desarrollo personal trae a nuestro plan afectivo como forman- do parte de un plan divino, cuyo designio es hacer evolucionar nuestra conciencia. Al librarnos de nuestro dolor moral y al desapegarnos del deseo de comprender el porqué de las cosas es cuando conseguimos la serenidad. No obstante, para conseguir este estado de paz interior es necesario abrirse a la energía benéfica del perdón y renunciar a esta necesidad, mucho menos importante, que consisteen la justicia administrada por los humanos.

Vínculo con los sefirot y los sacramentos: el 4° chakra corresponde a la séfira de Tif'erer, símbolo de la belleza y de la compasión de Dios. La energía que se desprende de él representa el corazón de lo Divino - el fluir incesante de la fuerza de vida saludable- . El sacramento del matrimonio está en armonía con la energía del 4° chakra.

En cuanto a arquetipo, el matrimonio representa primero y ante todo la unión sagrada consigo mismo, la unión interior del yo y el alma.

Miedos fundamentales:

El miedo a la soledad. El miedo al compromiso y a "seguir el camino de tu corazón". El miedo a ser incapaz de protegerse del vacío afectivo. El miedo a la debilidad afectiva y a la traición. Una pérdida de energía a nivel del 4° chakra puede hacer emerger emociones tales como los celos, la amargura y el odio, del mismo modo que nos hace incapaces de perdonar, tanto a nosotros mismos como a los demás.

Fuerzas fundamentales:

El amor, el perdón, la compasión, la generosidad, la inspiración, la esperanza, la confianza y la capacidad de autocuración y de curar a otro.

Verdad sagrada: El 4° chakra es el centro de poder del sistema energético humano en virtud de esta verdad fundamental según la cual el amor es fuerza divina. Aunque en general se considera que la inteligencia o "energía mental" es superior a la energía afectiva, también se considera que ésta última constituye el motor verdadero del cuerpo y el espíritu humano. El amor en su forma más pura, es decir, el amor incondicional, es la sustancia misma de lo Divino, caracterizándose por su capacidad infinita de perdonar y de responder a nuestras plegarias. El corazón humano está concebido de manera de poder experimentar la belleza, la compasión, el perdón y el amor: actuar de otro modo va en contra de nuestra naturaleza espiritual.

No somos especialistas en el amor desde nuestro nacimiento; hacemos su aprendizaje a lo largo de nuestra vida. La energía del amor es una fuerza pura; el amor nos atrae tanto como nos intimida. Nos pone en movimiento, ejerce sobre nosotros su influencia, nos cura y nos destruye. El amor alimenta nuestro cuerpo físico y nuestro cuerpo espiritual. Cada prueba de LA VIDA es una lección sobre una faceta del amor; la manera en la que reaccionamos tiene repercusiones sobre nuestras células. Nuestras elecciones de vida acarrean consecuencias

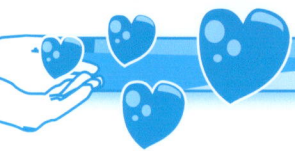

ineludibles en el plano biológico a las que debemos acomodarnos sin cesar."

Esta visión explica y completa nuestra afirmación acerca de la globalidad del ser humano como ser espiritual y energético, cuyo alimento primordial para su óptimo desarrollo y evolución es el AMOR.

4.8 Un poco de Historia del Pericardio

Claude GALIEN (131-201 a.C.) descubrió y nombró el pericardio por primera vez. Un nombre que viene del griego «peri», alrededor, y kardia», corazón: alrededor del corazón.

Algunos siglos más tarde AVENZOAR (1113-1162) , médico árabe de Córdoba en España, describió las pericarditis en su tratado *"Altheisir"*.

El médico italiano Giorgio BAGLIVI (1668-1707), profesor de Anatomía en Roma, en su libro *"Praxis medica"* 1696, describe la calcificación del pericardio (concretio cordis) como «un corazón revestido de un envoltorio de cemento».

En 1973, el anatomista francés de Montpellier, Raymond VIEUSSENS, (1641-1716), describió las adherencias pericárdicas y las limitaciones que estas provocaban en la actividad del corazón. Fue él quien describió la famosa asa de Vieussens (actualmente llamada asa subclavia).

Jean-Baptiste SENAC (1693-1770), clínico francés de Versalles, escribió el primer gran tratado sobre la anatomía, la fisiología y la patología del corazón: *"Tratado de la estructura del corazón, de su acción y de sus enfermedades"*, en dos volúmenes. En el segundo volumen habla del pericardio y dice que, en caso de enfermedad, se pueden formar adherencias que tendrán repercusiones en la mecánica cardíaca.

Giovanni Battista MORGAGNI (1682-1771), médico italiano, fué el anatomopatólogo más importante de su época.
En su obra en cinco volúmenes: «*Las bases y las causas de la enfermedad, estudios sobre la Anatomía*», intentaba establecer una relación entre la anatomopatología y la clínica, sobre 700 casos y autopsias. Estableció la relación entre la disfagia y la pericarditis fibrinosa, y describió el derrame pericárdico, las adherencias y las calcificaciones.

1818-1886: el primero que describió en un tratado las Pericarditis constrictivas crónicas, fué el inglés Norman CHEEVERS.
En «*Observaciones sobre las enfermedades del orificio y las válvulas de la aorta*» 1847 habla de los efectos compresivos de las adherencias pericárdicas y cómo éstas disminuían tanto la sístole como la diástole. Observó que la pericarditis adhesiva crónica provoca muy a menudo una ascitis intensa y recurrente.

W. William STOKES (1804-1878) de Londres, en su libro «*Las enfermedades del corazón y la aorta*», cita que el rozamiento/fricción que se escucha en las pericarditis podía amplificarse si se aumentaba ligeramente la presión con el estetoscopio e incluso podía desaparecer con una fuerte presión. Además, **el frotamiento podía cambiar de intensidad según la posición del paciente, y aumentaba en posición sentada.** Observaba también que a veces la pericarditis precede a la afectación de las articulaciones en la fiebre reumática.

Joseph SKODA (1805-1881) de Viena puso a punto la «Resonancia Skodaica» para el diagnóstico del derrame pericárdico, que sirve también para revelar clínicamente la pericarditis constrictiva y el fenómeno que él mismo llamó «latido diastólico cardíaco». Cuando el latido cardíaco va acompañado de una ausencia del impulso sistólico de la punta, de una retracción sistólica precordial y de un vaciado súbito diastólico de las venas cervicales, esto constituye un signo patognomónico de pericarditis constrictiva.

Pierre Carl Edouard POTAIN (1825-1901), francés.
A él se le atribuye la descripción del sonido protodiastólico adventi-
cio de la pericarditis constrictiva.

Nicolaus FRIEDREICH (1825-1882) , alemán. Describió el colapso diastólico de las venas cervicales en el pericardio adherido (signo de Friedrich).
Más tarde se pudo grabar este colapso y presentaba un descenso rápido
y una notable depresión de la porción «y» del pulso de la yugular.

Adolf KUSSMAUL (1822-1902), alemán. Describió el «pulso paradóji-
co» en las pericarditis adherentes (pericarditis mediastínicas).
El signo de Kaussmaul es conocido por un aumento de la presión ve-
nosa en la inspiración, que hincha visiblemente las venas del cuello.

Louis RHEN (1849-1930), alemán, y **Edmond DELORME** (1847-1929),
francés, preconizaban la resección quirúrgica de las adherencias car-
diopericárdicas en las pericarditis adherentes.

Friedel PICK (1867-1926) de Praga. Describió el síndrome conocido
como «enfermedad de Pick»: pseudo cirrosis del hígado asociada a
una pericarditis adhesiva crónica con afectación mediastínica.

Nils R. FINSEN (1860-1904). El mismo afectado de pericarditis constrictiva y no tratado quirúrgicamente: Sus primeros síntomas aparecieron
cuando tenía 23 años, una hepatomegalia, después de una retracción
sistólica en el ápex del corazón, más tarde un ritmo de «trote». A los
33 años apareció una fibrilación auricular. Murió a los 44 años después de numerosos derrames pericárdicos y numerosas paracentesis.

Ludolf BRAUER (1865-1951) alemán. En los casos de pericarditis mediastínica aconsejaba la resección de las costillas y los cartílagos cos-
tales donde se encontraban las adherencias.
.

Paul HALLOPEAU (1876-1924) cirujano francés. Hizo la primera peri-

cardectomía parcial para aliviar una pericarditis constrictiva.
Dos años más tarde dos cirujanos alemanes: Franz von VOLHARD
(1872-1950) y Viktor SCHMIEDEN (1874-1945) practicaron la primera
pericardectomía total para mejorar una pericarditis constrictiva.

Willem EINTHOVEN (1860-1927) holandés, premio Nobel de Fisiología en 1924. Desarrolló la ciencia de la electrocardiografía.

Charles C. THOMAS editó: "*THE PERICARDIUM AND ITS DISORDERS*"
Charles C. THOMAS Publisher Springfield, Illinois, USA 1971; Edición
en España 1973 por ediciones TORAY de Félix M. CORTES.

En la historia del Pericardio sólo he citado los autores que habían
tocado y descrito con más detalle las pericarditis constrictivas, siendo
las otras, según mi punto de vista, solamente una consecuencia de
éstas. Lo que me sorprende de toda esta "historia pericárdica" es que
todos han descrito, enumerado, constatado los síntomas pero...

nadie, a priori, se ha preguntado porqué el Pericardio se cerraba de esta manera...

La única pregunta que al parecer todos se hacían era:

¿Cómo voy a tratar este Pericardio ?
Agujerearlo, pincharlo, aspirarlo, inyectarlo, cortarlo o simplemente quitarlo, ¿porqué no?

Cuando comprendemos cómo el pericardio reacciona y se cierra frente
a los hechos dolorosos de nuestra vida, podemos ayudarle a liberarse
para que encuentre su buen funcionamiento y podamos recuperar la
alegría y la salud.
Lo haremos con todo el amor, la presencia, la atención y la ternura necesarios para darle confianza y aliviar sus heridas, a fin de que pueda
abandonarse y abrirse de nuevo sin temor para volver a sentir.

Cómo sentir el pericardio

Si os reconocéis en uno o varios de los síntomas descritos anterior-mente; si sentís que vuestro corazón esta cerrado; si se os ha exami-nado y se os dice que todo es normal pero vosotros seguís encontrán-doos mal, entonces podéis intentar liberaros el Pericardio poco a poco para ver si esto os alivia.

Antes de liberarlo hace falta conectarse con él; primero sentirlo; para reconocerlo y familiarizarse con su presencia.

Para ello os recomiendo empezar con el ejercicio de centraje del Capítulo 1. Hacerlo 2 ó 3 veces al día es ideal no sólo para nuestro Pericardio sino para centrarnos, reencontranos y entrar en contacto con LA VIDA, con nuestra esencia, con nuestra alma.

Ejercicio de centraje para sentir LA VIDA:
Podemos hacerlo por la mañana o en cualquier momento del día en que estemos en calma, en silencio. Nos sentamos cómodamente en un lugar tranquilo. Apagamos el teléfono. Tomamos el tiempo necesario para volver a aprender a abandonarnos como cuando éramos niños.

1. Nos entamos cómodamente de manera que vuestros pies estén bien en contacto con la tierra o el suelo, las palmas de las manos puestas sobre nuestros muslos, sin tensión, ligeras, suavemente.

2. Buscamos una posición cómoda a nivel de nuestra pelvis, un buen apoyo sobre nuestras nalgas, la espalda recta, los hombros relaja-dos, los cervicales, la cabeza y los brazos sueltos.

3. Cuando nos sintamos bien cerramos los ojos y respiramos profunda y tranquilamente.

4. Dejamos pasar nuestras ideas, nuestros pensamientos, como si se tratara de una película que no nos corresponde, la miramos y la dejamos pasar; SIN ESFUERZO, SIN LUCHAR.

5. Llevamos nuestra atención los talones y su contacto con la tierra.

6. Visualizamos unas raíces que salen de nuestros talones y de nuestro coxis y las sentimos bajar potentes, hacia la tierra. A cada expiración las empujamos, hasta el centro de la tierra.

7. Visualizamos, sentimos o percibimos esta energía del centro de la tierra y la dejamos subir por nuestras raíces atravesando nuestros talones, invadiendo nuestros tobillos, nuestras piernas, nuestra pelvis.

8. Sentimos cómo crece en vuestra pelvis y sube hacia el diafragma, inunda nuestro corazón/pericardio, nuestro pecho, nuestros hombros.

9. Dejamos que nuestras manos, nuestros dedos, se llenen de vida, de vibración.

10. La dejamos subir desde nuestro corazón/pericardio a nuestras cervicales, sintiendo cómo su fuerza empuja la cabeza hacia el cielo y cómo nuestro cráneo se vuelve ligero, lleno de luz y de vida.

11. Dejamos salir esta energía como un surtidor de luz, desde la cima de nuestro cráneo hacia el cielo, hasta el infinito.

12. SABOREAMOS esos instantes sintiéndonos ENTRE EL CIELO Y LA TIERRA, tan pequeños como una sola célula, y tan grandes como somos.

13. SIN ESFUERZO sentimos LA VIDA pasar y atravesar nuestro cuerpo, DE LA TIERRA AL CIELO, y DEL CIELO A LA TIERRA.
Saboreandolo al máximo. No hay nada que hacer; sólo sentir.

14. Ahora, vamos a poner toda la atención a nivel de nuestro Pericardio.

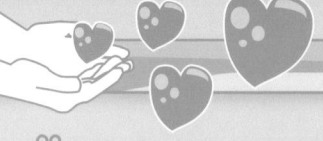

15. Sentimos como la energía que viene de la Tierra sube y atraviesa nuestros talones, nuestros tobillos, nuestras piernas, nuestra pelvis, nuestro diafragma y la sentimos llegar hasta nuestro Pericardio.

16. Dejamos que nuestro Pericardio se colme de vida, se hinche, se llene, vibre... lo podemos sentir bailar en nuestro pecho.

17. Sentimos LA VIDA que viene del cielo, que atraviesa la cima de nuestro cráneo y como desciende por las cervicales hasta el Pericardio y allí se mezcla con la que viene de la Tierra.
La dejamos danzar y sentimos su calor, su ritmo y su movimiento.

18. Saboreamos, saboreamos ésta magia.
Ahora ya estamos preparados para SENTIRLO.

1. Ponemos nuestra mano derecha en medio de nuestro pecho, y la mano izquierda sobre la mano derecha.

2. Las manos están cruzadas la una sobre la otra en medio del pecho, muy ligeras, flotando encima de él.

3. Llevamos toda nuestra atención en el Pericardio pensando sólo «Pericardio».

4. Lo podemos nombrar "Pericardio"(las células oyen y hablan)y pedirle: «muéstrame tu movimiento». Bailamos con él, acompañándolo en su movimiento y le preguntamos «¿Cómo te sientes?».

5. Nuestras manos van a flotar sobre él como un corcho encima del agua, flexibles y ligeras, pero pegadas a él para seguirlo al máximo de la amplitud de su movimiento. Escuchamos su respuesta y pronunciamos la palabra que "él" nos contestó.

6. Bailamos con él al máximo de su amplitud; sin miedo, sin frenarlo.

7. Cuando se libera podemos sentir como un suspiro, un alivio, una respiración profunda...

8. Le agradecemos "GRACIAS, por esta experiencia de Vida contigo".

NOS ABANDONAMOS,
sin luchar, sin esfuerzo, confiadamente

NO HAY NADA QUE HACER,
sólo seguir el movimiento y dejarse llevar.

Este ejercicio lo podemos hacer tantas veces como lo creamos necesario, sólo nos puede hacer bien.

Y sobre todo en los momentos de estrés, cuando sentimos que una situación, una palabra, una mirada, una noticia, una imagen, etc ... nos ha tocado y nos ha provocado una retracción del corazón.

Nota de la autora: mi segundo libro «El Secreto del Corazón» contiene un DVD con una meditacion guiada, donde os acompaño para sentir la Vida y liberarse el pericardio.

En Caso de Urgencia

Hacedlo si tenéis un dolor en el pecho y pensais asustados que se trata de un infarto. Mientras esperáis al médico o la ambulancia RESPIRAD TRANQUILAMENTE Y PROFUNDAMENTE, colocando vuestras manos sobre vuestro corazón, liberadlo tranquilizándolo. Podéis hablarle contándole la razón de vuestro estrés. Agradecedle por esta experiencia de vida con él y respirad profundamente diciéndole GRACIAS, GRACIAS ... ...a vuestra gran sorpresa, vuestro corazón se aliviará.

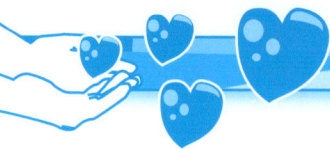

Conclusión

Cuando nos hacen un diagnóstico "grave" sobre el estado de nuestra salud, tenemos tendencia a pensar:
- Porqué me ha pasado a mí y no al vecino ?
- Yo que llevo una vida «sana», regular, que como correctamente, que soy amable, buena persona, que hago un trabajo personal, etc…

Cuando perdemos nuestro centro, nuestro sentido… o cuando herimos a nuestro corazón ignorándolo, olvidándolo, negándolo, refugiándonos en la razón pura, es nuestro Ser esencial que está enfermo.

> Cuando nuestra alma sufre,
> **nuestro corazón/nuestro cuerpo se enferma.**

Cuando me alejo de mi Alma, de mi camino de Vida, de mi misión sobre esta tierra:

- no me encuentro bien,
- no me "siento" bien,
- estoy descentrado,
- me siento desajustado,
- me siento fuera de mi,
- me duele el alma,
- estoy enfermo.

En realidad LA EN FERMEDAD es cuando mi alma está encerrada, atrapada, disminuida, prisionera en el interior de mis células, de mis órganos; y su potencial divino e ilimitado está comprometido.

El pericardio es el nexo entre el Alma, el corazón y el cuerpo

1. Al inicio soy un ser espiritual, ilimitado. Espiritu/al (al: quiere decir Dios) es decir soy un espíritu divino, de vida.
- Me encarno para vivir una experiencia física a través de mi cuerpo.
Mi misión en la vida me permitirá ser un Ser Humano-divino realizado.

2. Cuando me olvido de QUIÉN SOY tengo miedo:
- El miedo perturba mi cuerpo emocional que está en relación directa con mi sistema neuro-hormonal.
- Y empiezo a secretar hormonas del miedo, como la adrenalina.

3. Bajo los efectos de la adrenalina, mi sistema metabólico se desequilibra y:
- Me siento cansado, perturbado, alterado, triste, etc.

4. Mi mal funcionamiento metabólico altera y pertuba mis visceras y mis órganos vitales:
- Tengo trastornos digestivos, cardiovasculares, inmunitarios, etc.

5. Esta disfunción visceral, con el tiempo provoca un desajuste a nivel de mi sistema músculo-esquelético (músculos, huesos y articulaciones):
El sistema músculo esquelético, sirve de protección y sostén de los órganos vitales, es decir, está a su servicio. Cuando se desajusta aparecen dolores articulares, neurálgias, tendinitis, etc.
En definitiva ¡¡los huesos, los músculos, los tendones y las articulaciones son los últimos de la cadena!!
 pero como son los que manifiestan el DOLOR....

¡Son los que más nos preocupan!

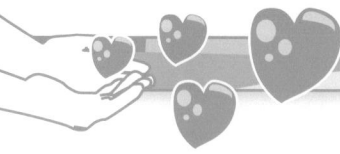

Conclusión

EL PERICARDIO es la puerta principal de entrada de las emociones, con los órganos de los sentidos, evidentemente.

Si no puedo ver las imágenes que me hacen daño, cierro los ojos o me creo una enfermedad que me impide verlas.
Si no quiero escuchar palabras que me hieren, me tapono los oídos o me creo una enfermedad que me impide escuchar.
Si no quiero sentir olores que me incomodan, me tapo la nariz o me creo una anosmia para no sentir el olor.
Si no puedo «sentir» a alguien, entonces me creo una enfermedad que me impide sentir.
Si no quiero que me toquen, me protejo, me enfermo, me aíslo o me genero una enfermedad en la piel de manera que nadie tenga deseos de tocarme.

Cuando mi corazón ha sido herido por falta de amor, por abandono, por separación, por duelos… entonces mi pericardio lo protege cerrándose y endureciéndose como un escudo de manera que las emociones no puedan llegar más a él;
….de este manera no sufro más.

Pero cuando me cierro a LA EMOCIÓN y a los sentimientos, me separo de mi esencia;
entonces, en lugar de vivir y vibrar, comienzo a sobrevivir.

Me convierto en un robot, sin pena ni gloria

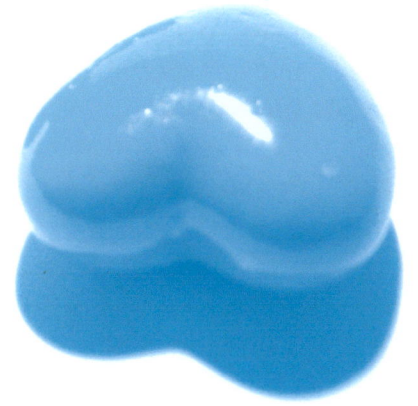

Cuando nuestro Pericardio/corazón está libre, ligero, abierto, flexible...nos sentimos inclinados de manera natural:

A la conciencia   A la compasión
A la solidaridad   Al respeto
A la amistad   A la alegría
                       Y en resumen al...

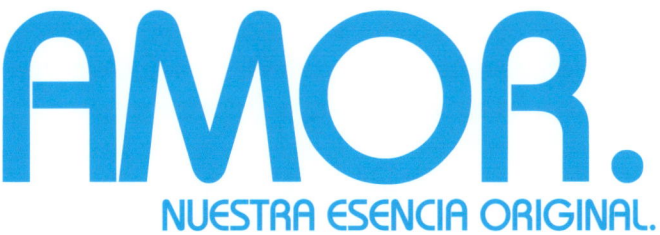

AMOR.
NUESTRA ESENCIA ORIGINAL.

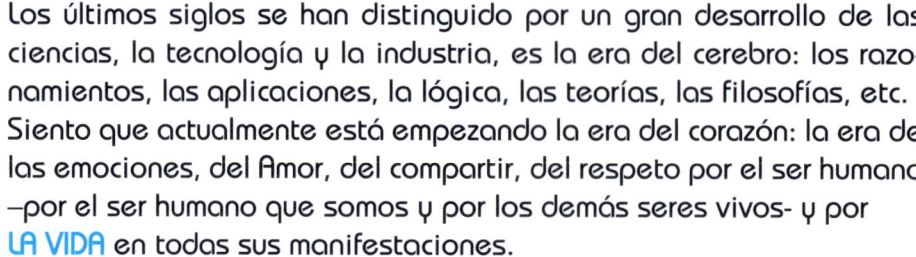

Los últimos siglos se han distinguido por un gran desarrollo de las ciencias, la tecnología y la industria, es la era del cerebro: los razonamientos, las aplicaciones, la lógica, las teorías, las filosofías, etc. Siento que actualmente está empezando la era del corazón: la era de las emociones, del Amor, del compartir, del respeto por el ser humano –por el ser humano que somos y por los demás seres vivos- y por LA VIDA en todas sus manifestaciones.

Ya es hora que el corazón encuentre su lugar, no sólo como el órgano vital por excelencia por su función de bomba cardiaca, sino como elemento esencial para nuestro equilibrio y para LA SALUD.

Reencontrar nuestro corazón que alberga y rige las emociones, que sirve de nexo de unión entre los diferentes elementos y sistemas de nuestro cuerpo, entre nuestro cuerpo espiritual y nuestro cuerpo físico y nos une energéticamente a TODOS los demás seres vivos, y al universo.

Para ayudar y participar en este movimiento universal de Amor, hemos creado

El Frente Popular de Liberación del Pericardio

Un toque de humor de los terapeutas de distintos países, liberadores de Pericardios y de LA VIDA en general:

FRENTE: porque avanza en todas direcciones allá donde le lleva LA VIDA.
POPULAR: está al alcance de todos, por su simplicidad y su profundidad. Y evidentemente abierto a todos los que quieran unirse a nosotros en este camino maravilloso que consiste en liberar la ALEGRÍA.

NO estamos relacionados con ninguna ideología política, nacional, cultural, social, filosófica o religiosa.

Simplemente ayudamos a los pericardios a liberarse para que cada uno pueda conectar con su esencia y encuentre su propio camino.

TERAPEUTA : etimológicamente significa servidor de Dios;
es decir servidor de La Vida o del alma, como querais llamarle.

He aquí el manifiesto del Frente Popular de Liberación del Pericardio:

Liberar LA VIDA es liberar la ALEGRIA.
Liberar la energía vital, la humanidad, nuestra esencia de ser humano.

Liberar LA VIDA es liberar la luz que nos ayuda a ver claro, para no perdernos ni alejarnos de nuestro camino.

Liberar LA VIDA es liberar ésta vibración sutil que nos hace saborear nuestros actos y nuestros sentidos y disfrutar de ellos plenamente.

Liberar LA VIDA es liberarnos de nuestro intelecto omnipresente, que nos hace ver las cosas y las situaciones desde su punto de vista lógico, cuadrado, dogmático y sin fantasía.

Liberar LA VIDA es liberar nuestro corazón de todos sus frenos intelectualo-socio-político-religiosos, que arrastramos desde nuestra más tierna infancia y que nos impiden acceder a SU sabiduría ancestral, innata, que va más allá de los conocimientos y los aprendizajes culturales o intelectuales.

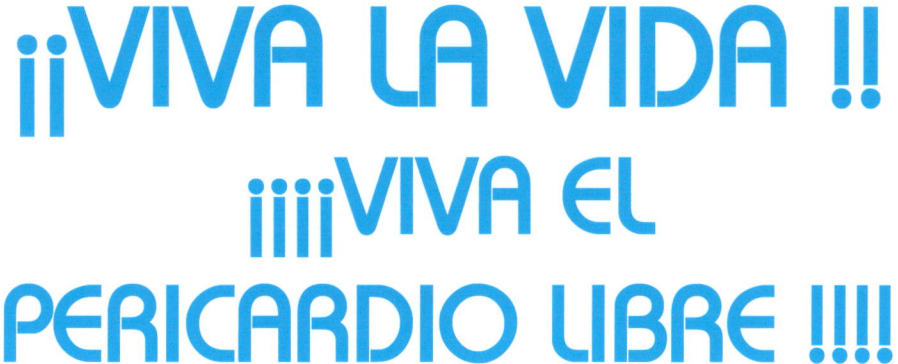

¡¡VIVA LA VIDA !!
¡¡¡¡VIVA EL
PERICARDIO LIBRE !!!!

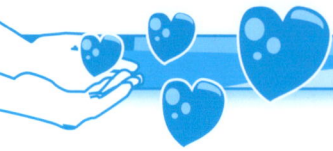

Bibliografía

FELIX M. CORTES
Enfermedades del Pericardio
Ed. TORAY

ISSARTEL L. et M.
L'Ostéopathie exactement
Ed. Robert Laffont, 1983

TRICOT P.
L'Ostépathie,
une thérapie à découvrir
Ed. Chiron, 1988

TRICOT P.
Ostépathie, Libérer La Vie
Ed. Chiron, 1992

ANDREW TAYLOR STILL
Autobiographie
Académie d'Ostéeopathie de
France, 1998

ROULIER G.
L'Ostéopathie, deux mains pour
vous guérir.
Ed. Dangles, 1987

MASARU EMOTO
Los Mensajes del Agua
Ed. La Liebre de Marzo

NETTER F.
Atlas d'Anatomie humaine
Ed. Novartis, 1989

ROUVIERE H. et DELMAS A.
Anatomie humaine
Ed. Masson, 1991

DELMAS A.
Voies et centres nerveux
Ed. Masson, 1991

SILBERNAGL et DESPOPOULOS
Atlas de poche de Physiologie
Flammarion, 1979

NADER T.
La physiologie humaine
l'expression du Véda

BRICOT B.
La reprogrammation posturale
globale

PICANIOL G.
Les manipulations vertébrales

CORMAN L.
Visages et caractères
Ed. Puf, 1989

LOWEN A.
El amor, el sexo y la salud del corazón
Ed. Herder, 1997

G.DAVID et P.HAEGEL
Embryologie
Ed, MASSON

Ghislaine SAINT-PIERRE LANCTÔT
La mafia médicale

Ghislaine LANCTÔT
Que diable suis-je venue faire sur cette terre ?

Dr. Bernardo FERRANDO
Flores del mburucuyá de la sierra

CAROL MYSS
Anatomie de l'esprit
Livre de Poche.

CHOPRA D.
Vivre sa santé
Ed.Stanké

David SERVAN SCHREIBER
Guérir
Robert Laffont

LIEVEGOD B.
Las etapas evolutivas del niño
Ed. Rudolf Steiner, 1999

CHOPRA D.
La santé parfaite

CHOPRA D.
Le corps quantique
Ed. Altess, 1990

SINOUÉ G.
Le livre des sagesses d'Orient
Ed. 1, 2000

BEINFIELD H. y KORNGOLD E.
Entre cielo y tierra
Ed. Lievre de marzo, 1991

MACIOCIA G.
Les principes fondamentaux de la médecine chinoise
Ed. Satas, 1992

Índice

Introducción 06

Capítulo 1. La Vida 16
1.1. ¿Qué es la VIDA ? 18
1.2. El agua, fuente de vida 24
1.3. El movimiento de la vida 26
1.4. ¿Se puede sentir la VIDA ? 29
1.5. ¿Cómo «sentir» la VIDA ? 30

Capítulo 2. La Célula 34
2.1. Un poco de Biología 36
2.2. Leyes biológicas fundamentales 37

Capítulo 3. El Miedo 42

Capítulo 4. El Pericardio 48
4.1. ¿Porqué el pericardio? 50
4.2. EL PERICARDIO, ¿quién es ése? 54
4.3. ¿Para qué sirve el Pericardio? 56
4.4. ¿Dónde se encuentra el Pericardio? 59
4.5. Un poco de anatomía 60
4.6. Cuando el pericardio va bien, todo va bien…
…pero cuando no va bien…. 70
4.7. La mirada de otras medicinas sobre el Pericardio 79
4.8. Un poco de historia del Pericardio 84
4.9. ¿Cómo sentir el Pericardio? 88

Conclusión 92

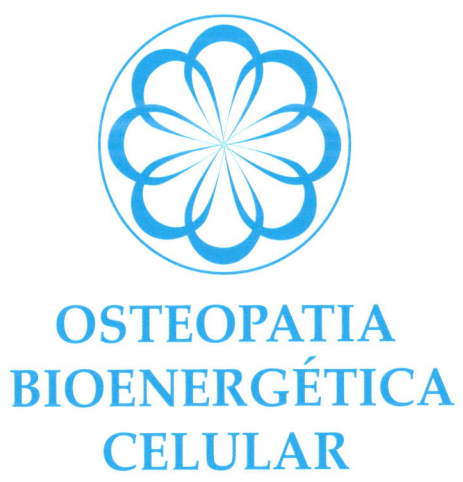

OSTEOPATIA
BIOENERGÉTICA
CELULAR

Gracias a las investigaciones científicas sobre el Corazón Pericardio descritas en este libro y a todas mis experiencias personales y profesionales, pude escribir mi segundo libro, fruto de mi pasión por la Vida y por la Magia:

« El Secreto del Corazón »

Un libro hecho a mono, una auto-edicion especial limitada,

disponible en español y en francés, en nuestra web:

montserratgascon@yahoo.es

www.vivalavida.org

¡Viva el Pericardio Libre!

Creación
Montserrat Gascón Segundo y Oriol Martinez Gascón

montserratgascon@yahoo.es

www.vivalavida.org

Tercera edición:
Depósito legal : octubre 2011

ISBN: 978-2-8106-2191-0

Producción y editor
Editions : Books on Demand GmbH,
12/14 Rond-Point des Champs-Elysées, 75008 Paris, France
Imprimé par Books on DemandeGmbH, Norderstedt, Allemagne

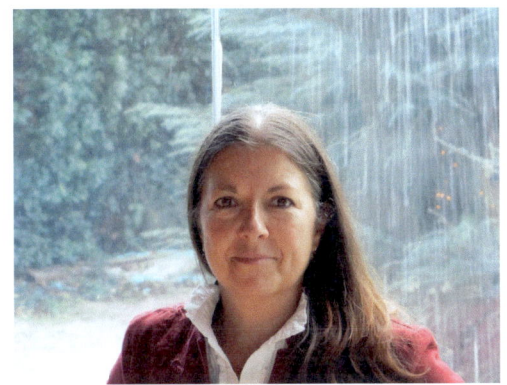

Montserrat,
SOY pura energía que experimenta La Vida a través de mi cuerpo.
Terapeuta*, maestra, enfermera, profesora de Morphopsychologie
por la Société Française de morphopsychologie del Dr.Louis Carman
en Paris y osteópata diplomada en Aix-en-Provence, Francia.

Creadora de la Osteopatía Bioenergética Celular OBC.

Con más de treinta años de experiencia en el mundo de la medicina,
he trabajado en hospitales y clínicas de distintos paises.
Actuelmente, viajo experimentando, aprendiendo y dando cursos y
conferencias sobre esta nueva manera de ver la Salud y la Vida, en
España, Suiza, Francia, Canadá, Italia, Bélgica, Uruguay, Senegal,
México, Guatemala, y otros paises.

*Terapeuta etimológicamente significa «servidor de Dios», es decir,
servidor de La Vida.